CRISIS DE LA MEDIANA EDAD

Una Guía para Superar una de las Etapas más Confusas de la Vida

MARSHALL RHODES

© **Copyright 2022 – Marshall Rhodes - Todos los derechos reservados.**

Este documento está orientado a proporcionar información exacta y confiable con respecto al tema tratado. La publicación se vende con la idea de que el editor no tiene la obligación de prestar servicios oficialmente autorizados o de otro modo calificados. Si es necesario un consejo legal o profesional, se debe consultar con un individuo practicado en la profesión.

- Tomado de una Declaración de Principios que fue aceptada y aprobada por unanimidad por un Comité del Colegio de Abogados de Estados Unidos y un Comité de Editores y Asociaciones.

De ninguna manera es legal reproducir, duplicar o transmitir cualquier parte de este documento en forma electrónica o impresa.

La grabación de esta publicación está estrictamente prohibida y no se permite el almacenamiento de este documento a menos que cuente con el permiso por escrito del editor. Todos los derechos reservados.

La información provista en este documento es considerada veraz y coherente, en el sentido de que cualquier responsabilidad, en términos de falta de atención o de otro tipo, por el uso o abuso de cualquier política, proceso o dirección contenida en el mismo, es responsabilidad absoluta y exclusiva del lector receptor. Bajo ninguna circunstancia se responsabilizará legalmente al editor por cualquier reparación, daño o pérdida monetaria como consecuencia de la información contenida en este documento, ya sea directa o indirectamente.

Los autores respectivos poseen todos los derechos de autor que no pertenecen al editor.

La información contenida en este documento se ofrece únicamente con fines informativos, y es universal como tal. La presentación de la información se realiza sin contrato y sin ningún tipo de garantía endosada.

El uso de marcas comerciales en este documento carece de consentimiento, y la publicación de la marca comercial no tiene ni el permiso ni el respaldo del propietario de la misma.

Todas las marcas comerciales dentro de este libro se usan solo para fines de aclaración y pertenecen a sus propietarios, quienes no están relacionados con este documento.

Índice

Introducción — vii

1. ¿Qué es la Mediana Edad? — 1
2. Alcoholismo y drogas — 21
3. La Depresión — 29
4. El matrimonio y el sexo — 41
5. Búsqueda de la identidad, el hombre contra la mujer — 53
6. El ciclo del cambio — 61
7. La crisis de la mediana edad masculina — 69
8. La mediana edad en la mujer — 81
9. Buscando ayuda — 97
10. Seguir aprendiendo — 105
11. Actividades que se pueden aprender en la mediana edad — 117
12. Mejore sus relaciones personales — 135
13. Mitos sobre la mediana edad — 145

Conclusión — 157

Introducción

Aunque este libro considera muchos aspectos de la mediana edad, la frase "crisis de la mediana edad" se refiere a una búsqueda ansiosa de identidad personal después de lo que parecen ser años de representar papeles para otros.

¿Alguna vez te has preguntado: "¿Quién soy yo?" Podrías ser esposo, esposa, padre, madre, hijo, hija, empleador, empleado, ama de casa, carnicero, panadero, fabricante de candelabros, votante, contribuyente, contribuyente, un inquilino, un dueño de casa o más, pero la pregunta va más allá.

"¿Quién soy yo para mí? ¿Qué he hecho con mi vida? ¿A dónde voy y por qué?"

Introducción

El pánico por las ambiciones no realizadas, la terrible sensación de que es poco probable que la vida cambie mucho o la sensación atrapada de que "esto es todo" ocasionalmente conducen a cambios drásticos en una carrera o en una pareja que dejan al mundo atónito.

Esto a menudo significa que había asuntos pendientes de una crisis anterior. La búsqueda original de la identidad en la adolescencia puede alimentar las llamas del conflicto de mediana edad. Los miedos pasados negados, los anhelos reprimidos, las decisiones pospuestas, ahora se resuelven en una agitación épica o catastrófica que intenta arrojar el pasado, borre la pizarra y cree una nueva persona. No hace falta decir que la apuesta a menudo falla.

Más a menudo, la crisis es mucho menos dramática (de lo contrario, la imagen popular de la impasible mediana edad difícilmente podría sostenerse), y la agitación es en gran parte interna y otros apenas se notan. La inquietud puede manifestarse, por ejemplo, en una negación de la madurez adoptando las modas y actitudes de los jóvenes: la "moda de la mediana edad".

Al final de cualquier período de crisis, una persona puede estar mejor, peor o casi igual que antes.

Introducción

Para cada individuo que rechaza totalmente los valores anteriores en la mediana edad o inconfundiblemente se enferma, hay varios otros que, además de ser un poco mayores, esencialmente no han cambiado, y un número que se encuentra tan enriquecido que sus vidas realmente parecen "comenzar a los cuarenta".

Después de todo, hay grandes ventajas en ser maduro, experimentado, e incluso sabio.

Es un alivio dejarse llevar menos por las pasiones y las modas de la juventud; y el sexo, ahora separado del pensamiento de la procreación, puede volverse más placentero que nunca.

Hay una gran satisfacción en estar (en la mayoría de los oficios y profesiones) en la cima de la capacidad de uno, ganar más y, a menudo, afirmar la autoridad y dar forma a la política.

Al mantenerse en forma, hay muchos deportes y pasatiempos activos para disfrutar, y unos buenos treinta años de vida saludable por delante. De modo que la crisis de la mediana edad puede resolverse con la feliz comprensión de que uno está realmente en su mejor momento.

Tengo la más sincera esperanza de que la guía proporcionada en este libro pueda ayudar a algunas personas más a navegar por las aflicciones de la mediana edad y experimentar los cambios naturales de la vida de una manera positiva.

1

¿Qué es la Mediana Edad?

Un niño nacido hoy puede esperar vivir hasta los setenta; una niña a los setenta y seis. Por lo tanto, el punto medio de la vida es de treinta y cinco años para los hombres y treinta y ocho para las mujeres. La mediana edad no significa el período medio de la vida, sino que hace referencia al período posterior a este punto medio hasta la edad de jubilación (que, en la actualidad, paradójicamente, es sesenta para las mujeres y sesenta y cinco para los hombres).

En épocas anteriores, e incluso ahora en áreas subdesarrolladas donde la esperanza de vida es mucho más corta, la mediana edad comenzaba mucho antes.

· · ·

Aunque la capacidad de algunas personas para alcanzar una edad avanzada no ha cambiado mucho a lo largo de los siglos, solían estar en una minoría. Mientras que ahora casi una de cada ocho personas tiene más de sesenta y cinco años, hace cien años el niño promedio no podía esperar sobrevivir más allá de los cuarenta.

La mediana edad comenzó entonces en los años veinte, como se desprende de muchas de las pinturas, ilustraciones y caricaturas de esa época y de épocas anteriores.

Una apariencia decididamente de mediana edad, con rasgos pesados, conducta seria y sobriedad en la vestimenta, es característica de los retratos de aquellos a quienes ahora consideraríamos como adultos jóvenes.

Esto es especialmente cierto en las mujeres casadas, que envejecieron prematuramente debido a la frecuente maternidad y la expectativa de que cuando una mujer respetable ya no era sirvienta, debía convertirse en enfermera.

Hoy en día, la mediana edad comienza alrededor de los treinta y cinco años y continúa hasta los treinta años.

Comprende aproximadamente la segunda mitad de la vida de una mujer y los últimos dos tercios de la de un hombre. En muchos campos, el pico de trabajo ya se alcanza al inicio de la mediana edad (para deportistas y trabajadores manuales pesados, mucho antes). El período se gasta principalmente en consolidación y, más tarde, en desvinculación.

Para algunos, existe el considerable disfrute de la mejor época de la vida laboral, pero otros están inquietos, desconsolados o amargados por no haber logrado más. En culturas donde el éxito personal es importante para la autoestima, tal sensación de fracaso puede ser corrosiva.

Pasada la primera oleada de juventud, las relaciones con el sexo opuesto tienden a volverse más estables. La mayoría de las personas han encontrado una pareja permanente antes de llegar a la mediana edad, y la mayoría se queda con esa pareja para bien o para mal, hasta que uno de ellos muere. Todo lo que generalmente sobrevive de la búsqueda, la experimentación, la competencia, las conquistas y las frustraciones de la adolescencia y la edad adulta temprana son leves coqueteos en las fiestas y ocasionales fantasías nostálgicas.

. . .

En cambio, está la consolidación (que no debe confundirse con la solidificación) del matrimonio a medida que los cónyuges se ajustan sutilmente al envejecimiento, la maduración y el desarrollo del otro.

A veces, los cónyuges sólo "crecen" realmente cuando las distracciones de establecer una casa juntos y formar una familia están fuera del camino. Entonces, pueden sentir que han superado a la persona con la que se casaron, mientras que la pareja desconcertada descubre que su cónyuge ya no es la misma persona con la que se intercambiaron votos hace tantos años.

El matrimonio es una relación excepcionalmente compleja y exigente, y "felices para siempre" pertenece estrictamente a los cuentos de hadas. Cuando funciona, y lo maravilloso es que tan a menudo lo hace, la vida de la pareja se enriquece enormemente. Cuando no lo hace, se convierte en un infierno privado.

En la mediana edad, muchos se dan cuenta por primera vez de lo difícil que puede ser el matrimonio (tan fácil de entrar en la intensidad romántica de la juventud). Tendré más que decir sobre esto más adelante.

. . .

Los de mediana edad se dan cuenta de que ya no son tan rápidos o están tan en forma como antes, y tienen que trabajar en cosas que solían tomar con calma. El padre está un poco consternado al encontrar algunas dificultades para seguir el ritmo de su hijo larguirucho en un paseo. La madre puede sentirse un poco celosa de la belleza natural de su hija, ya que utiliza más artificios para realzar la suya. Es probable que ambos se den cuenta de los problemas de peso que antes no les molestaban en lo más mínimo, ya sea por no comer más que antes, pero físicamente haciendo menos o porque comen (y beben) más de lo que solían hacerlo, tal vez para compensar los placeres anteriores que extrañan.

Sin embargo, la mediana edad no es (tanto) un absoluto: la mediana edad es una condición. En otras palabras, aunque la mediana edad es en parte un hecho de la vida, aún más es un estado de ánimo. Y es un estado de ánimo tan determinado por quienes lo consideran como por quienes lo experimentan.

Los jóvenes a menudo ven a sus mayores como aburridos, ocupados y reaccionarios, una actitud con la que sus mayores pasivos se confabulan con demasiada facilidad.

. . .

La difícil pregunta de "¿Quién soy yo?" a menudo se responde con "¿Cómo me ven otras personas?", y así perpetúa el mito individual.

El papel que desempeñamos en la vida depende en gran medida de cómo se nos castea, y los jóvenes a menudo arrojan a los de mediana edad en varios estereotipos de estolidez. Más mujeres ahora se quejan de que son hechas, en lugar de nacer, lo que son (es decir, que las tratan diferente cuando son niñas pequeñas, en comparación a los niños cuando son pequeños), y ahora se reconoce que lo mismo puede suceder a personas de ambos sexos cuando se les etiqueta de acuerdo con sus grupos de edad. Los adolescentes pueden actuar de acuerdo con la imagen adolescente de vandalismo irresponsable, y los ancianos pueden exagerar su decrepitud de acuerdo con las expectativas de la sociedad.

Una forma en que una sociedad revela sus actitudes estereotipadas es a través de su publicidad. ¿Qué nos dicen los anuncios acerca de cómo nuestra sociedad, o sus anunciantes, ven la mediana edad?

Bueno, para empezar, muchos menos anuncios están dirigidos específicamente a este grupo de edad que para los jóvenes. El estilo de vida de los jóvenes retratados es emocionante y estimulante, promocionan la ropa, cosméticos, discos y bebidas carbonatadas, mientras que los de mediana edad se muestran como gente resguardada y preocupada.

Los ancianos insensatos que resoplaban su desaprobación eran claramente considerados como los principales objetivos para el ridículo. Los preocupados de mediana edad del mundo de la publicidad están preocupados no solo por lo salvaje de la generación más joven, sino sobre sus hogares, su seguridad económica y, sobre todo, su salud.

¡Con qué éxtasis ensalzan los detergentes que hacen que la ropa blanca sea aún más blanca, los abrillantadores que hacen brillar los muebles y las mesas, y los limpiadores que hacen que los suelos sean tan impecables e higiénicos que, si se quiere, uno podría comerse la cena! Las parejas de mediana edad se muestran como providentes y firmes defensores de las sociedades de construcción.

Por oscuras razones aparentemente les falta energía, y existen productos para calmar sus nervios cansados, enriquecer su cuerpo con vitaminas y hierro, innumerables tónicos y una preparación especial para "fortificar a los mayores de cuarenta". Les duelen la cabeza, los músculos y las articulaciones, por lo que se les insta a utilizar las diversas formas patentadas de aspirinas, ibuprofeno y ungüentos calmantes (que cuestan mucho más que los medicamentos básicos, pero no brindan más beneficios, excepto para los fabricantes). Cuando abunda la tos, los resfriados y la gripe son ellos quienes se manifiestan en su sabiduría, dispensando jarabes, bebidas medicinales y cremas y jaleas impregnadas para frotar en el pecho.

Por supuesto, hay algo de verdad en todo esto. Quizás uno de los signos más seguros de la mediana edad es la convicción de que el país apoya a los perros, que los estándares han bajado, y que los jóvenes son indisciplinados, demasiado complacidos y necesitan un lugar en la escuela militar para poder ponerlos en forma.

A los niños no se les enseña la regla de las tres R. Las leyes son demasiado indulgentes. Hay demasiados bienhechores mientras que el vandalismo y la delincuencia son rampantes. La religión y la moral sexual han sido abandonadas, el matrimonio y la vida familiar ya no cuentan para nada. Ya nadie trabaja realmente. Todo el mundo está dispuesto a hacer todo lo que pueda, preferiblemente por medio de un violín, y todo el tejido de la sociedad se está desintegrando.

Qué diferente fue durante la guerra, cuando estábamos unidos contra un enemigo común. Hombro a hombro. Hombros al volante, luchando por un bien común bajo un liderazgo inspirado.

Un correctivo poderoso para esta actitud de "cambio y decadencia a mi alrededor" es estudiar historia y literatura, y notar cómo en todas las épocas, la generación mayor ha dicho exactamente lo mismo sobre los más jóvenes (no es que necesariamente hayan sido incorrectos).

El idealismo ferviente, impráctico, parcial, irreal pero bastante espléndido de la juventud generalmente da paso en la mediana edad a una creencia más equilibrada y considerada. Pero el fortalecimiento de aquellas afiliaciones que han resistido la prueba del tiempo se convierte en un endurecimiento de los prejuicios y un cierre de la mente, o a un desencanto cínico y materialismo mundano.

Un punto de vista interesante es que las personas de mediana edad viven más en su presente que los jóvenes, que miran hacia su futuro, y los mayores que tienden a vivir de sus recuerdos.

Los jóvenes sienten que tienen casi la eternidad por delante y los ancianos sienten que sus vidas están prácticamente terminadas y que les queda poco tiempo, mientras que los de mediana edad se preocupan por vivir en el "aquí y ahora". Por lo tanto, se puede esperar que sean realistas pragmáticos, se preocupen por el logro, la eficiencia y la realización, dejando la ambición y el idealismo a los jóvenes, y la reminiscencia, la reflexión, la nostalgia y el arrepentimiento a sus mayores.

Obviamente, esta noción es demasiado simple para dar cuenta de la diversidad de personalidades en todas las edades, y la vida no se puede dividir fácilmente en tres fases: juventud, madurez y vejez. De todos modos, la idea tiene el mérito de relacionar las actitudes con la cantidad de tiempo de vida que un individuo siente que le ha dejado, un aspecto del envejecimiento único (me imagino) para el hombre, que es el único de todos los seres vivos que sabe cuán limitada es su vida.

La preocupación por la salud no es prerrogativa de las personas de mediana edad o los mayores, muchos jóvenes son presa de miedos hipocondríacos, pero a esta edad hay un aumento en la incidencia de enfermedades graves, mientras que abundan los síntomas menores.

. . .

Cabe mencionar la pérdida de energía y empuje que muchos sienten al entrar en la mediana edad. A menudo, esto es simplemente la consecuencia de comer y beber demasiado y de hacer muy poco ejercicio, pero sea como sea, puede contribuir a la notable disminución de la delincuencia en la mediana edad.

Independientemente de lo que hagan los de mediana edad, es mucho menos probable que infrinjan la ley que sus jóvenes. La edad máxima de la delincuencia (siempre mucho más prevalente en los hombres que en las mujeres) es al final de la adolescencia. La tasa sigue siendo alta a principios de los años veinte, pero desciende rápidamente a partir de entonces. Aparte de perder la necesidad de representar la rebelión adolescente una vez que uno se establece como adulto, o de desafiar a la sociedad una vez es suficiente, este desarrollo socialmente deseable puede deberse simplemente a la pérdida del ánimo juvenil. En la mediana edad, en general, guardamos la ley porque nos falta la energía para romperla.

Sin embargo, dos formas de infracción de la ley son relativamente comunes en la mediana edad. En general, ambos ocurren en personas sin condenas previas y ambos están relacionados con trastornos de la salud mental.

. . .

Uno mucho más frecuente en los hombres, es conducir con un nivel de alcohol en sangre por encima del límite legal, y está, por supuesto, relacionado con el alcoholismo. El otro es el robo de tiendas. El ladrón de tiendas de mediana edad (a menudo de clase media) con un historial anterior sin culpa es una figura trágica. Suele ser mujer, y muchas veces, lo que ha tomado le sirve de poco, tiene poco valor y tiene dinero más que suficiente para pagarlo. A menudo, también, casi parece estar pidiendo que la atrapen.

Aunque el fenómeno no es raro, la explicación es un poco oscura. A menudo se asocia con un resentimiento matrimonial reconocido a medias o con una depresión franca.

Al estar más comprometidos e identificados con sus hogares como lugares que alquilan o poseen y pagan tarifas y facturas, es más probable que las personas de mediana edad se ocupen de ellos que de sus hijos. Es común enorgullecerse de la casa y preocuparse más por los pisos que por las personas que caminan sobre ellos.

Es difícil estar demasiado orgulloso de la casa cuando hay niños pequeños, pero una vez que han crecido y abandonado la casa, la casa en sí puede convertirse en un niño para ser querido y sobreprotegido por falta de una fuente alternativa de afecto y ocupación.

El ahorro y la providencia son virtudes que se honran menos ahora que la inflación llegó para quedarse, y no sé si los de mediana edad siguen siendo, como antes, ahorradores constantes y gastadores cautelosos, o si tienen una calificación crediticia más alta que los jóvenes, es posible que no estén en condiciones de superar sus gastos mediante compras a plazos, cuentas presupuestarias, tarjetas de crédito y préstamos personales.

Si bien en general es cierto que han tenido más tiempo para aprender el valor del dinero y lo que realmente quieren, hay muchas cabezas sabias sobre los hombros de los jóvenes y muchos que, en la mediana edad, todavía son tontos con el dinero. Sin embargo, a medida que crecen y sus hijos se van de las manos, ya tienen una casa juntos y es muy probable que ganen más que nunca, es muy natural que las personas de mediana edad ahorren más.

Muchos de los supuestos atributos y características de las personas de mediana edad pueden resultar más de su situación de vida que del envejecimiento. En promedio, hay una caída en la creatividad en la mediana edad.

Un niño en la escuela primaria tiene amplias oportunidades para ser creativo, mientras que muchos adultos tienen trabajos rutinarios que no les dan margen alguno para la originalidad o la innovación.

Además, observamos activamente la creatividad en los niños de la escuela primaria y la encontramos muy fácilmente en sus dibujos y pinturas, mientras que nuestros estándares para los adultos son mucho más altos. En la mediana edad, los impulsos creativos que aún están activos pueden, por lo tanto, inhibirse, o las nuevas actividades pueden no verse como creativas porque sus productos no son tan originales.

El término creatividad se puede aplicar a lo que es nuevo o no convencional en lo que hace una persona en particular, así como a trabajar o lograr logros artísticos que abren nuevos caminos para la humanidad en su conjunto.

El hombre de mediana edad que comienza a hacer vino o su esposa, que comienza a asistir a clases de yoga, están demostrando un poco de creatividad siempre que continúen ampliando sus conocimientos y logrando nuevas metas.

. . .

En este sentido, hay un aumento real de la creatividad de muchas personas de mediana edad una vez que sus hijos se han ido de casa.

Al darse cuenta de que por fin tienen un poco más de tiempo libre, lo utilizan de manera constructiva. De hecho, es poco probable que se les ocurra una primera obra de teatro o una novela brillante, o un estilo de pintura original, o un nuevo descubrimiento trascendental, pero siguen siendo creativos.

La renuencia promedio de las personas de mediana edad a cambiar y su relativa lentitud para aprender puede deberse menos a una ralentización de su pensamiento a medida que envejecen que a una falta de motivación.

Por ejemplo, aprender un idioma. Los niños pequeños están fuertemente motivados para aprender su propio idioma para poder comunicarse con sus padres y desempeñar un papel más importante en la vida colorida y complicada que ven a su alrededor. Aun así, pasan algunos años antes de que dominen completamente su lengua materna, incluso estando expuestos a personas que lo utilizan activamente durante una parte considerable de cada día.

Las personas de mediana edad que buscan dominar un nuevo idioma, digamos para viajes o negocios, tienen menos necesidad de adquirir esta nueva habilidad que el niño que está aprendiendo a hablar y aparte tienen mucho menos tiempo. También pueden verse obstaculizados por la conciencia de sí mismos. Los primeros intentos del niño por hablar son atractivos y recibidos con placer y aliento, mientras que el vacilante francés del estadounidense en el extranjero puede recibirse con incomprensión y risas. Que la necesidad de usar un idioma tiene más que ver con el éxito en el aprendizaje que con la edad en que se aprende, se ilustra por la diferencia entre la calidad del francés escolar (torpe, vacilante y mal pronunciada), y la fluidez del inglés aprendido por el niño inmigrante de sus compañeros en la escuela.

Los refugiados de mediana edad tienen la misma probabilidad de adquirir el idioma de su nuevo país, que necesitan para sobrevivir económica y socialmente, pero no, por lo general, para pronunciarlo tan bien como sus hijos.

Sin embargo, es probable que adquieran la gramática más fácilmente, especialmente si asisten a clases. Uno de los problemas de comparar científicamente el aprendizaje a diferentes edades es permitir, en la situación experimental, este factor vital de motivación.

La rigidez, la tendencia a no cambiar, aunque las circunstancias sí lo hagan, es supuestamente muy característico de la mediana edad, pero puede ser en gran parte una ilusión. Excepto en tiempos de guerra, revolución u otro desastre, es poco probable que las personas de mediana edad se vean sometidas a una gran cantidad de cambios, por lo que es posible que su capacidad de adaptación nunca se ponga a prueba. Tener la responsabilidad de un trabajo regular impone una rutina, y es más eficiente utilizar ciertos procedimientos estándar en, digamos, ir y volver del trabajo que pensar en ellos nuevamente todos los días.

El estereotipo del "caballero de la ciudad" con su paraguas enrollado, que toma el mismo tren todos los días, lee el mismo periódico y hace casi los mismos comentarios (si los hay) a los mismos compañeros en el mismo compartimiento todos los días, no es infundado, pero no significa que cuando llegue a la ciudad su trabajo será igualmente rígido.

Por el contrario, puede mostrar una flexibilidad y un talento considerables al utilizar toda su experiencia para adaptarse a los caprichos del mercado de valores, antes de viajar a casa de una manera tan precisa y predecible como en la que viajó.

Cuando llega a casa y puede relajarse un poco, sin la presión de hacer cosas particulares en un momento determinado, puede hundirse en un estado de desorganización y caos leve que asombraría a los jóvenes que se burlan de él suavemente (a distancia en la estación), plataforma), o su eficiente secretaria en la oficina.

Otro factor de rigidez puede ser una renuencia algo neurótica a dar paso al proceso de envejecimiento. Si uno adopta hábitos regulares, una rutina constante y una forma de vida generalmente conservadora, evitando los extremos y las demandas extenuantes, a una edad bastante temprana, los efectos del envejecimiento pasarán casi desapercibidos durante mucho tiempo. Por lo tanto, la misma rutina de la mediana edad puede llevar a una pareja desde los treinta hasta los ochenta.

Entonces, la sociedad tiene expectativas serias de su mediana edad.

La juventud debe tener su aventura y no importa demasiado lo que hagan los ancianos, siempre que no exijan que hagamos mucho por ellos, pero se supone que los de mediana edad tienen que tener su edad: sensatos, responsables, dignos, ciudadanos bastante aburridos, sobrios y rectos.

Expresiones como "la que se viste como si fuera quinceañera" y "moda de mediana edad" reprenden a aquellos que tratan de manera demasiado enérgica de comportarse más jóvenes de lo que son. Sin embargo, algunos disfrutan confundir las expectativas de la sociedad, pero la mayoría se conforma. Después de todo, si las personas de mediana edad no logran proporcionar a la sociedad un núcleo de confiabilidad y sentido común, ¿quién lo hará?

¿Y dónde estaremos todos entonces?

Entonces, la mediana edad es principalmente un período de consolidación de logros pasados en lugar de abrir nuevos caminos, pero esto se debe tanto a la posición que ocupa la mediana edad en la sociedad como al efecto del envejecimiento real. La rigidez, la lentitud para aprender y la falta de creatividad de las personas de mediana edad son más aparentes que reales. Cuando se tiene en cuenta la falta de estímulo, oportunidad y motivación, probablemente difieran mucho menos de los jóvenes en estos aspectos de lo que generalmente se supone.

· · ·

En general, la mediana edad es un momento de preocupación por los niños que están creciendo, los padres que están envejeciendo, los compromisos laborales y domésticos y la forma física y la salud. La sociedad necesita que las personas de mediana edad proporcionen estabilidad y mantengan estándares, y aunque a veces se sienten confinados por un papel tan importante y oprimidos por el paso de su juventud, la mayoría acepta de buen grado su responsabilidad como la más apropiada para su actual estado de madurez.

Sin embargo, generalizar siempre es de alguna manera distorsionar, y felizmente en esto, como en casi todos los grupos humanos, hay una inmensa variación personal.

2

Alcoholismo y drogas

DE LOS DIVERSOS trastornos psicológicos que pueden causar problemas en la mediana edad, discutiré aquí y en el próximo capítulo sólo los dos más comunes y más graves; adicción (principalmente al alcohol) y depresión (con una breve mención de los estados de ansiedad y su relación con la depresión).

El alcoholismo es un estado de dependencia del alcohol en el que la bebida está fuera de control. Sus efectos sobre la persona, sus relaciones y su salud, y su capacidad para trabajar pueden ser devastadores.

Entre las peores consecuencias se encuentran la violencia por ebriedad, la desinhibición, los celos, la impotencia, la memoria defectuosa, las rupturas matrimoniales, la pérdida del empleo, la pobreza, el deslizamiento social, el delirio, la demencia y la muerte prematura por enfermedad hepática.

La cultura y la ocupación son factores importantes. El consumo excesivo de alcohol es un motivo de orgullo nacional en Escocia, mientras que es un delito punible con ilegal en algunos países árabes. Aunque Francia e Italia son países productores de vino, los italianos tienden a beber con sus comidas, los franceses también en otras ocasiones, pero los italianos son mucho menos propensos al alcoholismo.

Cualquiera que tenga algo que ver con la fabricación o venta de bebidas alcohólicas corre un riesgo adicional. Los militares, particularmente cuando están en el mar o en el extranjero, donde el licor es barato y no hay mucho que hacer, también corren un riesgo particular.

Los varones alcohólicos superan en número a las mujeres en una proporción de cinco a uno. El alcoholismo tiende a ser hereditario, en gran parte a través del ejemplo, aunque puede haber un factor hereditario.

. . .

La enfermedad mental puede ser tanto una causa como una consecuencia del alcoholismo; las personas deprimidas y ansiosas pueden recurrir al biberón en busca de alivio. Una vez más, la tensión marital puede contribuir al alcoholismo, así como ser el resultado de él; "me lleva a beber".

La soledad puede ser un factor, como en algunas viudas ancianas que beben en secreto y presentan el problema de la confusión o las caídas. Se asocia con otras formas de dependencia como el tabaquismo y el abuso de sedantes.

El alcoholismo es particularmente un problema de mediana edad, en parte porque por lo general se necesitan años de consumo excesivo de alcohol para convertir a un alcohólico, en parte porque las personas de mediana edad pueden permitirse beber más y tienen menos salidas alternativas y distracciones que los jóvenes. Pero no todos los bebedores sociales empedernidos están condenados al alcoholismo.

El bebedor social puede controlar su forma de beber, el alcohólico está bajo su control. Sin embargo, cuanto más se bebe, mayor es el riesgo de volverse alcohólico.

. . .

Una encuesta en el Reino Unido advirtió que el consumo diario de cuatro pintas de cerveza o más, cuatro dobles de licor o una botella de vino, está por encima del límite que separa a la mayoría de los bebedores sociales de los alcohólicos.

Otras señales de advertencia del alcoholismo son beber en secreto y con culpa, el uso de bebidas para ayudar a relajarse o prepararse para ocasiones estresantes, la sensación de que otros beben demasiado lentamente en el bar o en las fiestas, beber antes del mediodía, náuseas por la mañana y la pérdida de apetito para el desayuno, uso de bebidas para estabilizar una mano temblorosa, peleas en casa, fallas en el trabajo o conducción errática que, si se reflexiona honestamente, se pueden atribuir a beber, comer menos pero beber más, y lapsos de memoria.

Un rasgo de personalidad que comparten muchos alcohólicos y drogadictos es la ambición poco realista. La ambición puede ser poco realista debido a una falta básica de habilidad, o porque el impulso y el trabajo duro necesarios para lograrlo no es inminente. El alcohol es entonces una especie de anestésico para el dolor de la decepción.

. . .

Alcohólicos Anónimos (Esto es AA) dice que un trago es demasiado y mil no son suficientes para el alcohólico. Esto significa que el deseo latente se despierta con el sabor del alcohol, y existe el impulso de seguir bebiendo hasta lograr un estado feliz de relajación y satisfacción.

Otra pieza de la filosofía de Alcohólicos Anónimos es que el alcohólico siempre puede encontrar una buena razón para seguir bebiendo; lo necesitan para sus nervios, es una parte necesaria de su trabajo, ¿qué más harían con su tiempo?

Sin embargo, para el observador no alcohólico, las razones nunca son suficientemente buenas. Es difícil evitar la conclusión de que muchos alcohólicos realmente beben y siguen bebiendo porque quieren destruirse a sí mismos.

La determinación con la que algunos bebedores abandonan sus trabajos, licencias de conducir, matrimonios, salud y, en última instancia, su razón, es realmente asombrosa.

. . .

Entre los alcohólicos de uno de los suburbios más degradados y deprimidos en Los Ángeles, una ciudad de Estados Unidos, los bebedores de espíritus del lugar, se encuentran muchos, empujados como por un demonio hasta la cuneta.

Una y otra vez, es posible que hayan buscado ayuda, se les haya evaporado el alcohol, se les haya dado la seguridad de la abstinencia y, sin embargo, cuando el alcohol está disponible, al primer pretexto, nuevamente están empeñados en disolverse en él.

La autodestrucción del alcohólico suele deberse al odio a sí mismo. Por alguna razón, se desprecian a sí mismos. Las ambiciones poco realistas están diseñadas para disfrazar o compensar su insuficiencia mediante logros espectaculares. Cuando uno falla, o incluso si tiene éxito, se queda atascado con su yo odioso y bebe para destruirlo, así como para aliviar el dolor de vivir más. En promedio, un alcohólico es objeto de desprecio o compasión desdeñosa, lo que puede confirmar una baja autoestima.

Por lo tanto, un objetivo importante del tratamiento es ayudar a ganarse el respeto por uno mismo.

Es cuestionable si el alcoholismo realmente se puede curar, pero ciertamente se puede ayudar a los alcohólicos a no beber.

3

La Depresión

Aproximadamente la mitad de los pacientes adultos que el psiquiatra promedio ve en su jornada laboral sufren de depresión y, sin embargo, sólo una minoría de las personas que la padecen son remitidas a ellos.

Muchos más son tratados por médicos generales o no reciben ningún tratamiento. Al menos una persona de cada diez sufre un episodio de depresión prolongada y problemática en algún momento u otro a lo largo de su vida, y la afección es particularmente común en la mediana edad. Si bien los efectos, especialmente en la familia, suelen ser menos devastadores que los del alcoholismo, puede ser la causa de algunos de los sufrimientos más profundos y, a veces, conduce a la angustia suprema, el suicidio.

El lector impaciente puede exclamar: "Bueno, todo el mundo se deprime", lo cual es cierto. La nomenclatura es confusa.

La depresión, como la ansiedad, es una emoción normal, parte de la respuesta natural a la pérdida y el trabajo de duelo o duelo mediante el cual superamos esa pérdida.

Es análoga a la inflamación que sigue a una lesión física, que es una parte esencial de la curación. Un sentimiento de tristeza, nostalgia y desamparo acompaña a la preocupación por la pérdida, que gradualmente disminuye a medida que se relega al pasado. Tenemos que soltarnos para seguir, pero el desapego es doloroso.

La mayoría de las personas son conscientes de sus "días libres", cuando se sienten deprimidos y un poco abatidos, que no están relacionados con ninguna pérdida obvia.

Pueden seguir un episodio de consumo excesivo de alcohol o fumar, preceder a un período o simplemente suceder.

. . .

Estas reacciones y estados de ánimo normales se magnifican enormemente en la enfermedad, que también se llama depresión.

Esto es inusualmente severo o prolongado, y el estrés que parece haberlo provocado puede surgir sin ninguna razón obvia. La depresión severa solía ser conocida como "melancolía". Creo que es una lástima que esa hermosa palabra sea ahora prácticamente obsoleta, ya que distinguía claramente a los enfermos de la depresión normal.

Para simplificar un tema complejo y controvertido, sugeriré que el desarrollo de una enfermedad depresiva depende de dos factores principales, el estrés y la susceptibilidad.

Cuando el estrés es enorme, como que la familia muera en un accidente, la susceptibilidad debe ser muy baja.

Donde la susceptibilidad es muy alta, como en la depresión maníaca donde a veces hay episodios de exuberancia anormal además de melancolía, no es necesario que haya estrés obvio en absoluto. Pero la gran mayoría muestra una combinación de los dos factores.

La susceptibilidad aumenta por antecedentes familiares de depresión; la pérdida de uno de los padres, especialmente de la madre, en los primeros años de vida; ser una mujer entre veinticinco y cuarenta y cinco años; envejecimiento en cualquier sexo; y personalidad obsesiva o ciclotímica (es decir, arriba y abajo, generalmente optimista, pero con estados de ánimo sombríos ocasionales).

La agresión reprimida parece ser un factor predisponente en el trabajo o en el hogar, donde se puede despertar mucha hostilidad, pero contenida por temor a que las consecuencias de dejarla ir sean nefastas.

Existe alguna evidencia de que una acumulación de eventos importantes de la vida (por ejemplo, dar a luz, mudarse de casa, divorciarse) en un espacio de tiempo relativamente corto aumenta en gran medida la susceptibilidad al próximo estrés. Sin embargo, hay más evidencia de que el mismo tipo de pérdidas que pueden precipitar la depresión, en cambio, puede tener un efecto retardado y manifestarse en algún momento después de un evento de vida posterior relativamente menor. En general, los factores que aumentan la susceptibilidad a la depresión son tales que disminuyen la autoestima de una persona.

. . .

Las tensiones que precipitan la depresión no siempre son pérdidas obvias. El parto, por ejemplo, es una causa común de depresión, a pesar de que generalmente parece ser una ganancia. La gripe es otra, al igual que ciertos medicamentos. La depresión relacionada con los medicamentos recetados más notoria es la reserpina, que solía administrarse para reducir la presión arterial alta.

La acción de la reserpina en la producción de depresión es un indicio importante de la base bioquímica de la depresión, que proporciona una justificación para el uso de fármacos antidepresivos.

El cuerpo descompone las proteínas, una parte esencial de la dieta, en las aminas que las constituyen, que se utilizan para diversos fines. En el cerebro, las aminas son especialmente importantes como transmisoras entre una célula nerviosa y otra. El efecto de la reserpina es reducir drásticamente ciertas aminas cerebrales produciendo así depresión.

El efecto de los antidepresivos, por otro lado, es aumentar ciertos niveles de amina. Los cerebros de las víctimas de suicidio se han encontrado especialmente deficientes en estas mismas aminas.

Estas observaciones no niegan la importancia obvia de los factores psicológicos en la depresión, pero sugieren que existen cambios bioquímicos asociados con la depresión. Esto da sentido a los tratamientos que de otro modo podrían parecer empíricos: "No sabemos por qué funcionan, pero lo hacen".

La terapia electroconvulsiva (E.C.T., por sus siglas en inglés), el tratamiento más eficaz para la depresión grave, es todavía empírica, pero es probable que se obtenga una comprensión de su efecto a partir de más investigaciones sobre la bioquímica cerebral.

Si bien es probable que aumente la susceptibilidad en ese momento, la deficiencia hormonal es solo una entre varios otros factores, y rara vez es el factor más importante, relacionado con la depresión que tan comúnmente presentan las mujeres durante la menopausia. El marido arrepentido que murmura: "Donde las hormonas, allí gimen yo también", probablemente esté pasando por alto qué más puede estar molestando a su esposa.

En la mediana edad, los problemas comunes que desencadenan la depresión son el matrimonio, el trabajo, la salud, el cuidado de los padres que envejecen y la preocupación por los hijos adultos que comienzan sus carreras y se casan.

Hay muchas similitudes entre los diferentes síntomas de depresión experimentados, sin embargo, el estado de depresión todavía parece estar algo individualizado.

No todas las personas con depresión son conscientes de que se sienten desdichadas, pero la mayoría sí. El sentimiento va desde la futilidad sin alegría hasta la desesperación suicida. La depresión puede fluctuar de un día a otro o permanecer bastante constante, aunque es habitual que se produzcan variaciones en el transcurso del día. Por lo general, la hora más baja es por la mañana, con algo de ánimo por la noche, pero también es bastante común un patrón inverso de sentirse peor a medida que avanza el día.

El desamparo y la desesperanza de la depresión suelen ir acompañados y, a veces, eclipsados por la ansiedad. A veces, la ansiedad se manifiesta en forma de malestar general, aprehensión o pavor. A veces surge de vez en cuando el pánico o el miedo a una muerte inminente.

· · ·

La depresión severa se asocia con culpa irracional e incluso delirios de inutilidad. En la depresión más leve, a menudo hay una irritabilidad tan irritante que la familia puede encontrar particularmente difícil. Una pérdida de energía, a veces tan profunda que el paciente está seguro de que algo anda mal físicamente, es característica de la depresión y, en casos graves, provoca una lentitud visible del habla y la actividad.

A pesar de esta marcada fatiga, el sueño se ve perturbado, por lo general al despertarse temprano. También hay una pérdida de interés en los pasatiempos, los placeres, la comida, el sexo y el trabajo, de modo que el individuo se arrastra a través de un día sombrío y triste, anhelando la cama, pero con pocas esperanzas de que el sueño dure mucho tiempo o de que el mañana lo haga ser mejor. La pérdida del apetito conduce a la pérdida de peso, generalmente del orden de diez a veinte libras, pero otras personas comen en exceso, para consolarse, y luego se odian a sí mismos por estar gordos.

El llanto puede ser copioso en la depresión más leve, pero en la más grave, la víctima no puede llorar. Algunos de hecho ponen cara de valiente a su depresión, lo que puede engañar al médico, aunque familiares y amigos son conscientes de que algo anda mal.

La depresión también puede presentarse de manera engañosa como dolor o malestar, que puede tener o no una causa física, pero es inusualmente angustiante e incapacitante.

Dolor de cabeza, ardor y picazón en varias partes del cuerpo, dentaduras postizas incómodas y zumbidos en los oídos, son ejemplos de estas presentaciones atípicas. Sin embargo, rara vez la depresión precede a otros signos de un trastorno físico subyacente grave, como una enfermedad coronaria o cáncer.

Según un artículo, los libros de texto más antiguos de psiquiatría describen una forma particular de depresión severa, con agitación extrema, hipocondría extraña y paranoia, que se pensaba que era peculiar del cambio de la mediana edad y se etiquetaba como "melancolía involutiva".

Si bien este tipo de depresión se encuentra ocasionalmente, la Asociación Estadounidense de Psiquiatría ya no lo reconoce y sus síntomas ahora se consideran diferentes trastornos de salud mental.

. . .

Un ataque de depresión suele durar semanas o meses. Si es más corto, es poco probable que se presente a un médico a menos que haya una recurrencia frecuente.

Existe una tendencia natural a que incluso los peores estados de depresión se resuelvan espontáneamente a su debido tiempo. Siempre que no se haya tomado una decisión drástica en las profundidades de la desesperación que cambie las circunstancias en gran medida para peor (como encontrar un trabajo menos exigente pero menos gratificante, mudarse de casa o recurrir a otra pareja sexual) y siempre que la depresión no haya llevado al suicidio, la recuperación es completa.

Dicho esto, en ocasiones la depresión es crónica. Puede prolongarse durante dos años o más, y los efectos sobre el trabajo, la capacidad, la vida familiar y la confianza personal pueden ser tan graves que, aunque la depresión desaparece, no puede haber un retorno completo a la forma de vida anterior. Es difícil vivir con una persona que sufre de depresión, comprender lo que está sucediendo y, a veces, no sentirse exasperado o culpable.

Una de las exhortaciones más inútiles para el desventurado que sufre es: "cálmate".

Es cierto que a veces uno puede ocultar sus sentimientos, seguir como si fueran normales, no decir nada y seguir trabajando, aunque bajo una gran tensión. Pero la desventaja de conducir con el freno puesto y el truco de "salir disparado" es algo que aún no se me ha explicado.

Las personas que sufren de depresión no eligen estar deprimidas, y tales comentarios los hacen sentir muy aislados en su miseria.

Cuando la depresión está muy relacionada con circunstancias recientes y cambiantes (por ejemplo, la muerte de un ser querido o los niños que se van de la casa) es poco probable que los medicamentos antidepresivos ayuden a curarla, aunque la sedación leve temporal puede ayudar.

Se necesitan con mayor frecuencia un oído comprensivo y apoyo moral a través de la crisis, para que abrumadores sentimientos de tristeza, el desconcierto y la ira puedan verse objetivamente y, cuando sea apropiado, tomar decisiones.

En cualquier forma de depresión, creo que ayuda tener a alguien para decir: "¡No estás solo!".

El tiempo es un gran sanador y, finalmente, las cosas se aclararán, los problemas se resolverán de una forma u otra y la depresión desaparecerá.

En el momento de la depresión, puede ser muy difícil creer que hay alguna salida, pero el consejero experimentado puede ver más lejos (como alguien en la cima de una colina en lugar de al pie de una colina) y puede brindar un verdadero consuelo.

4

El matrimonio y el sexo

La estabilidad de la sociedad depende de la estabilidad de sus familias. La unidad social más pequeña es la pareja, y la madurez de su relación afecta la madurez emocional de su descendencia y su propia capacidad para hacer un matrimonio maduro.

La madurez emocional incluye la confianza en uno mismo, la coherencia, la objetividad, el autocontrol y la capacidad de cuidar a los demás, es decir, cualidades que son esenciales en una sociedad próspera y solidaria. Es probable que las comunidades que carecen de dichas cualidades se vean debilitadas y perturbadas por demasiados miembros egoístas, impulsivos, ociosos, celosos, delincuentes o dependientes.

. . .

Si bien el matrimonio parece menos atractivo de inmediato para los jóvenes ahora de lo que solía ser, y simplemente vivir juntos es más popular, para cuando alcanzan la mediana edad, la mayoría de las personas están casadas. La renuencia a comprometerse "hasta que la muerte nos separe" da paso al deseo de seguridad y de una base estable sobre la que formar una familia.

La diferencia que hace el contrato legal es que es más probable que las disputas y las diferencias se resuelvan por el bien del matrimonio que cuando una pareja cohabita simplemente sobre la base del gusto mutuo, la atracción sexual o la conveniencia.

La ruptura del contrato tiene consecuencias importantes con respecto a las órdenes de pensión alimenticia, la custodia de los hijos y la división de la propiedad, que actúan como algo disuasorio, mientras que los derechos del amante o del cónyuge "de hecho" son mucho menos tangibles.

El modelo del matrimonio de mediana edad basado en el afecto y la responsabilidad y respaldado por leyes, que ha resistido la prueba del tiempo y resistido las tensiones del ajuste temprano, las luchas financieras, las tareas del hogar y el nacimiento y la crianza de los hijos, le da a la sociedad un sentido de seguridad. Independientemente de los caprichos de los jóvenes, existe un núcleo estable de parejas de mediana edad que nos asegura que, con el tiempo, las personas se establecen y adoptan los valores tradicionales.

Todos sabemos que los adolescentes que se apresuran a casarse tienen una alta tasa de divorcios, y todo el mundo ha oído hablar de la "comezón de los siete años", pero una vez que un matrimonio ha sobrevivido hasta la mediana edad, podemos asumir que durará.

Las estadísticas varían según el país, pero en promedio muestran que uno de cada cinco divorcios ocurre después de un matrimonio de al menos veinte años, por lo que todavía no es una garantía. Una de las principales razones dadas en las audiencias de divorcio es el adulterio o el comportamiento irrazonable de uno de los dos.

Puede haberse formado un vínculo con una secretaria, o el trabajo hace que uno o ambos cónyuges estén fuera de casa, donde se ha presentado una oportunidad para desarrollar un romance de manera clandestina y crece hasta que se descubre o se sale de control.

O el cónyuge que se queda en casa busca una aventura, en parte por aburrimiento y resentimiento por sentirse abandonado.

Es posible que uno o ambos cónyuges se hayan vuelto alcohólicos y violentos, que jueguen en exceso o que, por otras razones, el otro o toda la familia no tengan dinero.

Uno de los cónyuges puede ser simplemente grosero, hostil, despectivo y grosero; el otro puede haberse convertido en un quejumbroso virulento, enorgullecerse compulsivamente de la casa o haber abandonado el sexo.

Pero mientras estos problemas obvios e intolerables cobran protagonismo en las acciones de divorcio, los descontentos que los originan son un poco más sutiles.

El problema básico en el matrimonio es cómo estar cerca y mantener la propia identidad. Cuando está enamorado, esto no parece ningún problema, uno está totalmente "en uno" con su pareja, que es simple y estimulante una extensión de uno mismo. Sin embargo, muy pronto surgen diferencias entre la pareja.

. . .

Después de pasar una noche tras otra felizmente en los brazos de su amada, se siente como una velada con los amigos en el bar.

O resulta que no quiere ser ama de casa y tiene aspiraciones profesionales, lo que significa que pasarán más tiempo separados.

Al principio, el sentimiento de unidad se adapta a estas diferencias, "Sí, por supuesto, eso es lo que siempre quise para ti", pero puede llegar un momento en el que no se pueda ignorar o negar un conflicto de intereses. Esta es la primera prueba real de la viabilidad del matrimonio y la madurez de sus cónyuges. El resultado es compromiso o capitulación, o desilusión y ruptura.

El compromiso es la solución más madura y satisfactoria, lo que indica el reconocimiento de las diferentes necesidades y la disposición a satisfacerlas mediante el "dar y recibir". De hecho, se puede ver que las diferencias personales pueden ser complementarias, de modo que, como pareja, los socios se estimulan mutuamente y enriquecen su experiencia mutua, afrontando juntos con más recursos de lo que podrían hacerlo solos.

. . .

Con el descubrimiento de que la persona idealizada con la que se ha casado es totalmente real y, después de todo, no es lo que uno deseaba, es probable que la desilusión conduzca a la ruptura, de modo que el matrimonio tiene pocas posibilidades de sobrevivir hasta la mediana edad.

La capitulación, por otro lado, puede mantener un matrimonio durante años. Las diferencias y disputas tempranas conducen a una batalla de voluntades, que gana el socio dominante. La dominación puede no solo ser una cuestión de quién tiene la personalidad más fuerte, sino que las cartas pueden apilarse en contra de una pareja, por las expectativas y tradiciones de la sociedad y la familia de, digamos, la procreación y la crianza o la necesidad de proporcionar.

La batalla y la capitulación subsecuente no siempre son abiertas, e incluso los combatientes pueden apenas ser conscientes de lo que está sucediendo. Pero el resultado es que mientras uno se siente poco cambiado por el matrimonio y supone que la cercanía de los primeros meses continúa, el otro se ve disminuido, insatisfecho y, a menudo, distanciado.

. . .

Es posible que las diferencias no surjan hasta después de algunos años, como ya se mencionó en el capítulo uno. Si uno o ambos miembros de la pareja son muy jóvenes o inmaduros cuando se casan, el tiempo y la experiencia pueden hacer que cualquiera de los dos crezca y luego descubra que su cónyuge ya no es apropiado.

Para algunos, el matrimonio simplemente cambia la dependencia de los padres por la dependencia del cónyuge, y las parejas dependientes suelen contentarse con estar subordinadas. Si esa dependencia disminuye, ya sea a través de la madurez o el descubrimiento de que la pareja, supuestamente una torre de fuerza, no es menos dependiente, entonces la base emocional del matrimonio desaparece.

Independientemente de cómo se resuelvan sus diferencias, hay muchas cosas que distraen a las parejas y las mantienen juntas en los primeros años. Trabajar, establecer un hogar y tener hijos son, al principio, ocupaciones de tiempo completo, y una vez que llegan los hijos, los padres se mantienen unidos por su bien y viven, si no en armonía, en un estado de tregua.

. . .

A medida que los niños crecen, sus padres pueden distanciarse. Poco parece sobrevivir a lo que los unió primero, y se encuentran otras distracciones: un trabajo ajetreado y exigente, un pasatiempo o una causa apasionante, la fabricación casera cada vez más elaborada, la bebida, las dolencias o, lo que es más peligroso, una aventura.

La insatisfacción sexual en la mediana edad se basa en la animosidad personal, las malas técnicas o la incomprensión de los cambios fisiológicos normales en este momento. Si bien puede ser un factor para buscar en otra parte la satisfacción extramatrimonial, el efecto más común es evitar el sexo alegando dolor o fatiga, rechazo total o acuerdo tácito mutuo.

Después de que el coito se ha vuelto cada vez más esporádico, la decisión de dormir en camas separadas, o incluso en habitaciones separadas, racionalizada con el argumento de que ella está tan inquieta que él ronca y, de todos modos, si quieren hacer el amor, siempre pueden visitar la cama del otro con ese propósito, puede de hecho detener la vida sexual.

La mayoría de las familias y parejas superan esta transición con éxito.

Otras parejas luchan con los cambios de poder tradicionales. A veces, a las parejas les resulta difícil cambiar sus conceptos del rol de "proveedor masculino" y del rol de "ama de casa femenina" y sienten que el cambio de roles es un cambio en la base de su matrimonio. La percepción negativa de la autoestima puede formarse durante estos cambios de roles y puede conducir aún más a problemas de intimidad, desacuerdos y discusiones constantes, problemas de salud y distanciamiento.

Un cónyuge que está molesto por la decisión del otro de cambiar de rol puede encontrar formas de animarlo a volver a su rol anterior, a menudo a través del abuso emocional. Una forma extrema de esto se llama "Luz de gas", que es una forma de abuso psicológico que consiste en manipular la percepción de la realidad del otro.

Otra enfermedad que surge del matrimonio son los celos mórbidos. Obsesionado con la idea de que el cónyuge es infiel, revisando en todo momento del día, llamadas telefónicas en el trabajo, rebuscando constantemente en cajones y pertenencias, examinando ansiosamente al otro, anotando el kilometraje del auto para que no se realicen viajes ilícitos, interrogatorios interminables, y posiblemente incluso hacer el amor varias veces al día para dejar poco o ningún tiempo para hacerlo con nadie más.

Este tipo de celos puede afectar a cualquiera de los miembros de la pareja, aunque más a menudo al hombre.

Los celos mórbidos son un trastorno sumamente intratable que a menudo termina en divorcio (por comportamiento irrazonable) y, a veces, en asesinato. Los cónyuges naturalmente desconfiados, posesivos y sexualmente inseguros son los más susceptibles, y el alcohol aumenta el riesgo. Los celos mórbidos son, afortunadamente, una condición poco común en comparación con los celos ordinarios, que pueden agregar sabor a algunos matrimonios, pero pueden causar disputas y resentimiento por sentirse poseído.

A pesar de la discusión sobre las tensas y difíciles experiencias del matrimonio y el sexo en la mediana edad, existen innumerables uniones estables y felices que se suavizan y maduran en esta época de la vida. El matrimonio es un trabajo en progreso, pero el trabajo puede ser un gran placer.

La larga asociación, el sentido de los problemas resueltos juntos, los logros compartidos, la cercanía y la comprensión intuitiva de las necesidades y los estados de ánimo de los demás, la relativa prosperidad después de las luchas de años anteriores y la libertad de tener hijos, hacen que los matrimonios sean especialmente ricos, gratificantes, y contento para muchos en la mediana edad.

Es un momento de consolidación, pero también hay margen para el desarrollo, la experimentación e incluso la aventura, que pueden estimular y regocijar de formas que podrían asombrar a las generaciones más jóvenes, que piensan que la pasión y la exploración son en gran medida sus reservas.

La educación sobre el matrimonio y el sexo en la mediana edad y los cambios que las acompañan pueden ayudar a prevenir las experiencias negativas y generar conexiones y expectativas positivas, y una comunicación abierta entre las parejas.

5

Búsqueda de la identidad, el hombre contra la mujer

Durante mucho tiempo, una "crisis de la mediana edad" ha sido un estereotipo masculino. Es más probable que el patrón descrito para la versión masculina sea causado por problemas laborales y generalmente dura más que para su contraparte femenina (tres a diez años versus dos a cinco años).

En términos generales, el hombre que atraviesa una crisis de la mediana edad reconocerá que no se está volviendo más joven, que ha estado concentrando gran parte de su energía en su carrera y / o que ha sido un proveedor para la familia con muchas responsabilidades que pesan sobre sus hombros. Está llegando a un punto en la vida en el que quiere disfrutar de su vida y reconectarse con su yo más joven a través de sueños y aspiraciones.

Podría sentir la presión de ser "exitoso" profesional y financieramente antes de llegar a la edad de jubilación.

El estereotipo estadounidense es que los hombres tienden a comprarse "juguetes" caros, por ejemplo, un automóvil deportivo, una motocicleta, un bote o cualquier objeto emocionante que siempre hayan deseado. Algunos hombres pueden considerar su relación menos emocionante y menos satisfactoria, y miran hacia afuera para asegurarse de su papel como individuos. En esta etapa, algunos hombres se involucran en una relación extramatrimonial.

Conversé con muchos hombres en sus cincuentas y escuché las mismas declaraciones sobre su insatisfacción profesional: "Esta es mi última oportunidad en el trabajo, así que será mejor que la consiga".

En el nivel de las relaciones, la lucha fue principalmente por ser subestimado: "Hice lo que se esperaba de mí, pero me había convertido en parte del mobiliario. Ella no reconoce mi valor y quiero que me vean".

. . .

Pocos hombres optan por el estereotipo de "más joven, más bonita, más sexy", pero no todos, y es comprensible que el camino desde sentirse infravalorado hasta tener una aventura amorosa sea muy corto. ¿El cliché de "coche deportivo, y una jovencita" sigue siendo parte de la crisis de la mediana edad de los hombres? Ciertamente es una realidad, pero es solo una parte de la historia.

El desencadenante de una crisis de la mediana edad femenina parece deberse principalmente a una evaluación personal de su papel. Las mujeres experimentan las crisis de la mediana edad hoy en día de manera diferente que en el pasado. Las mujeres que llegaban a los cuarenta solían estar pasando de ser madres a estar libres de hijos.

Hoy en día, las mujeres tienen un lugar en el lugar de trabajo y, en general, tienen grandes expectativas para sí mismas. Las altas expectativas a menudo llegan a un punto en el que la satisfacción ya no se trata de éxito financiero o jerárquico, sino más bien de demostrar su valor al marcar una diferencia significativa en el mundo.

Algunas de esas mujeres renunciaron por completo a su trabajo habitual con la esperanza de descubrirse a sí mismas.

Si nunca se concentraron en su carrera, podrían decidir unirse a la fuerza laboral para recuperar el tiempo perdido. Algunas mujeres se involucran en aventuras extramatrimoniales con hombres más jóvenes, como una oportunidad para revivir su juventud.

A menudo, los hombres y mujeres inteligentes, orientados a objetivos y altamente educados no buscan realmente recuperar su juventud, sino que buscan descubrir su "grandeza", definida de manera diferente por cada individuo. Insatisfechos y desorientados, tendrán que desafiarse a sí mismos para descubrir cómo les parece alcanzar su objetivo.

En estos casos, la "búsqueda de identidad" de la mediana edad se experimenta más que una crisis por sí mismo.

Están ansiosos por realizar su potencial y lograr sus objetivos, y con la preparación adecuada, pueden hacerlo de una manera saludable y positiva.

Testimonios reales

Un Bocado del Cielo

La pandemia de COVID-19 ha impactado de tal manera la vida de las personas que ha provocado una sacudida financiera similar a una crisis de la mediana edad.

Vea el caso de Regina, de 51 años de edad. El rentable negocio de viajes de alta gama de esta residente de Texas, le había permitido comprar la casa de playa de sus sueños y conducir un coche de lujo.

El 27 de julio, se vio obligada a cancelar un año de reservas, diciendo adiós a cientos de miles de dólares en ingresos. En una semana, cortó lazos con 28 contratistas independientes. Casi al mismo tiempo, tres amigos cercanos fueron diagnosticados con cáncer en fase 4, y otros luchaban contra el COVID-19.

No tuvo otra opción que vender su casa en septiembre.

Dejó de concentrarse en ganar dinero y comenzó a enfocarse en su bienestar emocional. Como parte del proceso de sanación, comenzó a hornear galletas.

Desde entonces, lo ha convertido en un negocio, llamado Bocados del Cielo, e invirtió 50 mil dólares de su propio dinero, junto con un inversor/socio. Cuando empezó con ese negocio Regina comentó que desde que pudo comenzar con ese negocio y a hacer algo nuevo que le gustará pudo empezar a tener una vida mucho más tranquila y empezó a ser feliz. Por fin pudo también rentar una casa y comprar un coche nuevo.

Lo que le sucedió a Regina fue lo que algunos tradicionalmente han considerado una crisis de mediana edad. Según la percepción pública, esto lleva a que los hombres compren autos deportivos y tengan aventuras amorosas, pero a menudo la reacción es más apagada (esto lo veremos más a fondo en unos capítulos más adelante).

Debido a los problemas de salud, cambios de perspectivas o la pérdida de empleos, las personas comienzan a cuestionar sus elecciones de vida y reflexionan sobre la idea de que nadie es inmortal.

Y si bien el fenómeno se asocia con personas de entre 35 y 50 años, los psicólogos dicen que no está vinculado a una edad, sino simplemente a una sacudida similar a la que ha generado la pandemia.

Rodrigo, de 40 años, fue despedido de su cargo de gerente de recepción en una gran cadena hotelera en Cancún a finales de abril. Fue una llamada de atención desagradable. Recordó que cuando dijeron que estaban cesando a empleados, algunas personas se quedaron. Comencé a pensar, "¿qué hice o no hice para no ser una de esas personas que continuaron?'"

La pérdida de su trabajo, que le encantaba, le hizo cuestionar su elección profesional y su identidad, y si podría mantener a su esposa y su hijo de 10 años.

Tomó un trabajo entregando paquetes, refinanció su casa y gastó menos, mientras se apoyaba en el sueldo de su esposa.

El COVID-19 ha trastornado trayectorias profesionales, obligando a las personas a centrarse en otras áreas de la vida, tal vez por primera vez en años. Tener más tiempo para dormir, para amigos y familiares o solo para pensar puede ser maravilloso si uno tiene una identidad fuera de su carrera, pero si no la tiene, puede ser un infierno. Por eso estos casos son tan parecidos a tener una crisis de mediana edad.

6

El ciclo del cambio

No existe una "crisis de la mediana edad", ya que cada individuo es diferente. Cada persona tiene su propia historia de vida, su propio paradigma y su propia forma de reaccionar ante el estrés. Sin embargo, las cuatro fases más comunes del ciclo de cambio o transición pueden describirse como:

El fin o dejar ir
El limbo
El renacimiento
Juega tu juego

Tienes que aceptar que para tener un nuevo comienzo, un renacimiento, el primer paso es en realidad el final: dejar ir.

. . .

Debemos aprender a dejar ir nuestra vieja verdad, nuestro paradigma, nuestra creencia, nuestra "bondad suficiente" y, a veces, incluso nuestros valores, y al mismo tiempo dejar ir nuestras propias limitaciones, nuestros bloqueos y nuestros miedos.

El segundo paso, o limbo, no es menos desafiante. Debido a que tuvimos que desprendernos de tantas referencias del pasado, llegamos a esta pregunta existencial: ¿Quién soy yo?

Luego viene el renacimiento, la parte divertida de crear un nuevo futuro y disfrutar de tu nuevo yo. Parte de redefinir quién eres, es separar lo que le gusta de sí mismo y lo que quiere conservar, de lo que le gustaría o tiene que dejar ir.

Por último, juegas tu mano. Agarras las nuevas cartas que te han repartido y juegas, disfrutas, aprendes y creces.

Este ciclo de cambio se aplica a todas las partes de la vida, no solo a la mediana edad, pero es un recordatorio muy importante para quienes están en la mediana edad de que el cambio no siempre es algo malo, que dependiendo de cómo lo encuadres, ocurren muchos desarrollos positivos.

7 soluciones para superar la crisis

La Aversión

20 o 30 años en el mismo trabajo. Agotamiento, languidez, directamente odia su trabajo. Ya ha estado por allí, ya ha hecho eso. Sin embargo, no hay otras salidas. Este no es evidentemente el trabajo que quería hacer para toda la vida, es un buen motivo para tener una crisis en toda regla.

Solución: un nuevo comienzo en la mediana edad es posible. En el último año, los analistas estadounidenses han demostrado que el 38% de los fundadores de una de las más nuevas empresas en Estados Unidos que tiene un alto potencial innovador y tecnológico ya han superado los 40.

No siempre son graduados universitarios y gracias a su experiencia pueden abrirse nuevos caminos.

El Miedo

El miedo al futuro, al cambio, a lo desconocido. Miedo a lo que será dentro de cinco años. El miedo es humano y es un desencadenante de las crisis de mediana edad. Los psicólogos del desarrollo advierten que no hay que tener miedo a los cambios, así se aprende a hacer frente a los momentos de agitación.

Solución: El mercado laboral está cambiando, los modelos de negocios destruidos ya están creando otros nuevos. ¿Cómo podría esto afectar su trabajo? Desafiar los nuevos escenarios de manera proactiva, para llegar a las soluciones ¿Qué pasa si los padres están necesitados y los niños están fuera de casa? Los cambios de escenarios, las soluciones factibles y los posibles planes ayudan a reducir el miedo al futuro.

La Impotencia

Todo se mueve y se deja arrastrar pasivamente por la corriente ¿Puedo seguir el ritmo? ¿Soy demasiado viejo para esto? ¿Hay una salida?

. . .

Solución: hay que proponer todos los años un nuevo reto personal. Leer dos libros al mes, aprender mandarín, conocer cada día a alguien nuevo, esta es la lista de retos que podría llevar acabo.

La Culpabilidad

Llevas una vida estable que hoy tiene un gran valor, pero si te paras para reflexionar sobre ella piensa que no ha hecho suficiente. Se siente culpable por no haber vivido su sueño.

Solución: En Dinamarca se encuentran las personas más felices del mundo. Los daneses aprecian sus propios logros y se han dado cuenta de que la vida no es una película.

El Pesimismo

A los 45 piensa que lo mejor de su vida ya ha pasado. Ahora la curva va hacia abajo, poco a poco ¿Qué más puede lograr ahora? Nada.

. . .

Solución: Tenemos el ejemplo de un escritor de los años que sus obras más famosas las escribió hasta los 45 años y eso que el promedio de vida era significativamente más corto que el de hoy. De todos modos, los gerontólogos ya no creen que exista un límite de edad para la excelencia. Incluso con 90 años todavía se puede aprender un nuevo idioma o permitirse un descubrimiento científico. Por lo tanto: la edad no previene el éxito.

La Sobrecarga

El estrés, el trabajo, las montañas de papel no por nada la etapa entre los 30 y los 45 se llama hora de punta de la vida. El resultado de todo esto es que ya no se puede disfrutar de la vida y no quedan fuerzas al final de esta etapa y justo antes de que comience la crisis.

Solución: Disminuir las actividades y tener algunos periodos de reposo, más fácil decirlo que hacerlo. Lo que concretamente se puede hacer para quitarnos de encima la sobrecarga es protegernos contra el famoso agotamiento, por ejemplo, acudir a conferencias, leer, estudiar, seguir aprendiendo, etc.

. . .

Auto aborrecimiento

Pensar demasiado en el acierto profesional, en lo que ha logrado, en lo que ha fracasado, sólo agranda su grado de frustración.

Solución: el perfeccionismo es un espejismo. Ya sea en el trabajo o en casa, no es necesario llevar a cabo cada tarea a la perfección. La mediocridad no es mala (¡Valora la mediocridad de vez en cuando!)

7

La crisis de la mediana edad masculina

Está bien documentado e investigado que los hombres padecen la crisis de la mediana edad en mayor proporción que las mujeres. La presión para escapar es mucho más debilitante debido a las estructuras y presiones sociales que a menudo se pasan por alto.

En este capítulo, abordaré en profundidad las diversas razones por las que los hombres se ven más afectados y las formas de convertir la "crisis" de la mediana edad en simplemente una "transición". Esto puede aplicarse a usted, su cónyuge, un familiar o un amigo, pero estar atento a estos signos y síntomas es clave para lidiar con los problemas reales en cuestión.

. . .

¿Por qué se ha aislado a sí mismo?

Muchos hombres no saben que se están aislando. A menudo, todo lo que sabían era que estaban haciendo lo que se suponía que debían hacer: trabajar y hacerse cargo de sus responsabilidades.

A algunos hombres nunca se les enseña que la intimidad y el amor son igualmente importantes para una vida plena y rica. Algunos nunca reconocen o se permiten sentir toda la profundidad de su capacidad de amar. Se guardan en una caja ajustada. Y debido a que es tan ajustado, a menudo no hay espacio para nadie más y ciertamente no para las emociones.

La crisis de la mediana edad es traumática porque la única forma de superarla es salirse de esa caja. Solo entonces se puede volver a conectar las partes y piezas descartadas cuando comenzó el ajuste forzado en el molde que la sociedad demandaba.

Para convertirse en una persona completa que siente y expresa sentimientos y emociones, uno debe saber qué partes reconectar.

Los hombres pueden haber estado aislados de sus sentimientos durante tanto tiempo que no pueden identificarlos, por lo que se aferran a todo lo que pueden y, por lo general, es algo que está fuera de ellos mismos.

En un esfuerzo por llenar el vacío con automóviles, mujeres, drogas, trabajando más duro, los hombres tienden a alejarse más de las personas que les importan. Sin saberlo, también se están alejando del problema real que deben resolver, si quieren salir felices por el otro lado.

¿Tiene que cambiar?

Para pasar a esta siguiente fase de la vida, muchos hombres deben convertirse en personas diferentes a las que han sido en el pasado. Lo que funcionó en el pasado, negar sentimientos y emociones, es exactamente lo que está causando tal confusión.

Para volverse completamente humano, para llenar el vacío y deshacerse del aislamiento, uno debe salir de la caja en la que ha estado viviendo.

. . .

Puede ser aterrador, desconocido y puede haber sido una advertencia dada como un lugar para evitar. Puede ser aterrador adentrarse en este abismo de los sentimientos humanos porque, en algún nivel subliminal, el miedo es caer directamente y nunca regresar.

En cierto modo, si se hace bien, uno no volverá. Al menos no como la persona que han llegado a conocer, la persona que les resulta familiar. Esa persona es la que estaba en confusión.

Aprender a confiar lo suficiente para sentir la gama completa de emociones finalmente les permitirá sentirse completos, reales y auténticos. El vacío se llenará cuando las emociones se puedan expresar, tanto en el interior como en las personas que les importan.

¿Quién tiene el control?

Uno de los muchos niveles de la crisis de la mediana edad masculina es que muchos hombres no quieren perder el control. Por eso han reprimido sus sentimientos. También es por eso que luchan tan duro para no sentir las emociones que están tratando desesperadamente de salir.

La ironía es que los hombres están atravesando esta crisis porque nunca han tenido el control. La sociedad, la familia, la iglesia, los maestros, los entrenadores y los compañeros han tenido el control. Han hecho que la verdadera gama de sentimientos se mantenga enterrada. Si estos hombres pueden permitirse sentir todas las cosas que están saliendo a la superficie, finalmente serán ellos los que tengan el control.

A medida que los sentimientos se apartan de ellos mismos y de las personas importantes en sus vidas, han impedido la posibilidad de vivir una vida más plena, más feliz y más rica. Ahora es el momento de permitir que las cosas sucedan, de aceptar, de relajarse.

Es hora de dejar de lado las viejas creencias, comportamientos y todas las reglas no escritas que la sociedad ha impuesto a los hombres. Puede ser una posición terriblemente incómoda, porque a menudo lo que siempre ha hecho que los hombres se sientan cómodos ha sido la ilusión de control.

Pero el control está en dejarse llevar. Al permanecer en la caja, nunca tendrán el control y nunca podrán conectarse con su "yo real" o con las personas que quieren amar.

¿Qué tan serio es?

Nos burlamos de la crisis masculina de la mediana edad en la cultura pop y más allá porque las cosas que los hombres suelen hacer para resolverla se perciben como tontas, estúpidas, hirientes e incluso peligrosas. Con mayores niveles de aislamiento, sentimientos abrumadores, divorcio, adicción, depresión y la percepción de impotencia, el suicidio se convierte en la única forma en que algunos hombres creen que pueden lidiar con su situación. El dolor mental y emocional es tan grande para estos hombres que la única forma de salir es suicidarse.

Las mujeres intentan suicidarse con más frecuencia que los hombres, pero no siempre quieren suicidarse. A menudo se acercan a las personas que los rodean. Dejan pistas, dejan mensajes y expresan emociones. Usan pastillas, veneno o se cortan las muñecas, que, atrapadas a tiempo, a menudo se pueden revertir.

Cuando los hombres atraviesan crisis emocionales tan graves que el suicidio se convierte en una opción viable, a menudo es demasiado tarde para ayudar. Y los métodos suelen ser muy permanentes.

· · ·

Pistolas, colgar, estrellar un coche o saltar desde edificios altos. Éstos no son reversibles y muy raramente son supervivientes.

Es revelador que a medida que los hombres envejecen, la tasa de suicidios aumenta. Muchos hombres parecen no tener salidas para expresar lo que sienten, por lo que todo lo que los ha llevado al borde del suicidio se agrava. Los hombres que sienten que no tienen salida para la expresión de sus miedos y dolor reciben el suicidio como un alivio.

¿Todos los hombres lo atraviesan?

Nuestra cultura tiende a enseñar a los hombres a creer que deben encajar en "la caja", y como parece que comienza el día en que nacen, todos los hombres pasarán por esta fase de cuestionamiento.

Pero no todos lo experimentarán como una crisis. Un hombre que nunca ha aprendido a mirar hacia adentro, a entenderse un poco a sí mismo o expresar lo que siente, generalmente sufrirá el mayor nivel de crisis.

. . .

Siempre ha estado aislado, pero debido a que su enfoque estaba en los logros que aún tenía por delante, nunca se dio cuenta. Cuando se gasta toda la energía en el logro de las metas, en el éxito, existe una preocupación malsana por el futuro.

A medida que los hombres llegan al momento de sus vidas en el que no pueden evitar mirar lo que han logrado, comienzan a sentir la angustia de la gran pregunta que acecha al frente de la crisis de la mediana edad masculina: ¿Es esto todo lo que hay?

Todo ser humano debe aceptar esta cuestión, no solo los hombres. Algunos lo hacen mejor que otros. Mejor porque se causan menos daño a sí mismos, y mejor porque aprenden a convertirse en seres humanos más completos que han vuelto a colocar las partes faltantes. Una vez que aprenden a sentir y a expresar lo que sienten, disfrutan de una vida más rica y satisfactoria.

Lo más importante es no tener miedo de las preguntas y los sentimientos que esas preguntas traen a la superficie.

. . .

Si todos los hombres hubieran estado expuestos a lo que estás aprendiendo aquí, a los hombres les iría mucho mejor y vivirían vidas más ricas.

¿Cómo pueden los hombres estar más preparados?

En términos generales, los hombres no discuten lo que sucede dentro de ellos, especialmente con otros hombres.

Entonces asumen que son los únicos que lo están pasando. El aislamiento es autoinducido, aunque a menudo inconsciente.

La ironía del aislamiento es que, la mayoría de las veces, los hombres y sus amigos están experimentando los mismos cambios y ajustes en la vida y todos se beneficiarían enormemente de la apertura. Eso sería de gran ayuda para los hombres hablar de ello entre sí.

Esto es más difícil y más fácil de lo que parece.

. . .

Debido a que muchos hombres no están en contacto con lo que está sucediendo hasta que lo han pasado (incluso entonces), luchan por admitir ante sí mismos, o ante cualquier otra persona, lo que están sintiendo.

Entonces, puede ser una buena idea que los hombres hablen primero con un profesional para comenzar a abrirse.

Otra gran parte de la crisis de la mediana edad masculina es que la admisión de ser débil, inseguro o vulnerable es extremadamente difícil. En cierto nivel, los hombres luchan por dejar ir a ese niño en el patio de recreo que estaría devastado si lo llamaran mariquita. El adagio, "Nunca muestres tus cartas", es parte del "nunca hagas nada que pueda hacer que te llamen marica ... nunca".

Cambiar esta percepción es clave. La sociedad está trabajando para cambiar la percepción de valentía y fuerza en su juventud, pero los hombres de mediana edad ya moldeados de hoy necesitan trabajar juntos, dando un paso a la vez. Ser valiente y abierto, y escuchar a sus compañeros de trabajo, amigos y familiares. Y apoyándose unos a otros si necesitan pedir ayuda profesional.

. . .

Es importante aprender a aceptar una amplia gama de emociones y sentimientos. Experimentar las emociones de forma saludable es un signo de una persona más desarrollada, en lugar de una persona débil. Y a medida que avanzamos hacia esta comprensión y aceptación, uno puede esperar que el tema de "la crisis de la mediana edad masculina" sea mucho menos severo.

8

La mediana edad en la mujer

En el sexo femenino el período de la menopausia marca en forma evidente una fase de transición. El actual contraste que la mujer vive entre los varios roles dinámicos que cotidianamente debe asumir y una edad que exige tomar consciencia del inicio del declive, corre el riesgo de desencadenar una reacción de fuga, tan inútil como peligrosa.

Manejar el período de la menopausia no es fácil, ya que nuestra cultura propone el ideal de una forzada juventud, de tonos a menudo patéticos. En cierto sentido es como si hubiera desaparecido una edad de la vida, la vejez, para ser substituida por una falsa juventud perenne.

. . .

Pero justamente esta negación de la fase de disminución, que significa el acercarse al final de la vida, en su falsedad transmite un fuerte sentido de muerte: porque bloquea el tiempo, y por lo tanto obstaculiza la maduración de los seres humanos.

En la mujer, la fisiología que aparece en la menopausia señala el inicio de la mediana edad. El término menopausia (del griego menos -mes- y pausis —cese-) hace referencia al período del climaterio femenino comprendido entre el final de la edad fértil y la última menstruación, y es precedido y seguido por una fase de notable opresión psicosomática, determinada por las grandes modificaciones fisiológicas y orgánicas que se producen. En este período se verifican tanto una gradual y progresiva disminución de la función ovárica, como varios cambios hormonales, somáticos y psicológicos. La mediana edad de la menopausia se da alrededor de los cincuenta años y es explicable científicamente por el agotamiento de los folículos ováricos. En este estadio quedan pocos óvulos, y probablemente no sirven. Muchas son las hormonas implicadas: se detiene la producción de estradiol, aumenta la hormona folículo estimulante (FSH) y la hormona luteinizante o luteoestimulante (LH). Se reducen, pero no cesan los niveles plasmáticos de estrógeno y progesterona, mientras continúa la secreción de testosterona.

Estas grandes modificaciones hormonales, son acompañadas de un conjunto de síntomas físicos y psíquicos presentes en más del 75% de los casos, al punto que un 20-35% de las mujeres solicitan consulta médica.

Los síntomas físicos que prevalecen son: inestabilidad vasomotora, accesos repentinos de calor, atrofia de la piel, disminución del volumen mamario, osteoporosis, redistribución del tejido adiposo, enlentecimiento del metabolismo.

Los síntomas psíquicos más frecuentes son: ansiedad, irritabilidad, depresión, nerviosismo. Estos síntomas tienen también implicaciones relacionales: menos tolerancia, sobre todo para con las personas más viejas. También se modifica el umbral soportable de rumor que inicia a dar más fastidio con la consecuente búsqueda de silencio y soledad, o con el evitar lugares demasiado bulliciosos.

Aún si es postergada, a las mujeres les llega la menopausia de todas formas, y se presenta como un pasaje visible, imposible de ignorar, a una nueva fase de la vida.

. . .

Quizás nosotras, como mujeres, podemos dar a los hombres un aporte sobre el entrar con mayor consciencia en la vejez, sin tener que recurrir a falsas ilusiones.

El factor sociocultural influye sobre las modalidades con las que las mujeres afrontan la menopausia. Por ejemplo, en los países de cultura oriental, donde la maternidad es muy valorizada, es obviamente más fácil vivir la menopausia como un período de decadencia o fin, mientras que, en los países occidentales, es interpretada como el final de un período fecundo, pero no del único período fecundo. En nuestra sociedad la forma de vivir la menopausia ha cambiado radicalmente sólo en los últimos veinte años, pero ha sido un cambio profundo y velozmente difundido. Hoy en día, la gran mayoría de las mujeres prolongan la duración del ciclo menstrual tomando hormonas que pueden siempre más postergar la fecha funesta.

Hay que reconocer también que, por una parte, la cultura contemporánea no está pronta para una perspectiva en la tercera fase de la vida según la nueva configuración demográfica y la nueva exigencia de felicidad; por otra parte, existe casi una obligación a permanecer jóvenes a toda costa (trato negativo de nuestra cultura): es como si hubiera desaparecido una edad de la vida, la vejez.

Nuestra cultura no nos ayuda mucho, la atención se concentra en la necesidad de salvaguardar una buena parte de la salud, atrasando las manifestaciones de decadencia física y mental (gimnasia, cosméticos, viajes, cirugía estética), en una especie de imposible encuadre ideal del círculo entre la esperada edad de la jubilación y la conquista de un físico joven para poder gozar plenamente de la vida (deporte, cruceros, ocio).

Por ende, podemos decir que las cincuentonas de hoy son un universo complejo y en transformación, en cualquier tipo de vocación y estado de vida.

Vivir la menopausia como mujer consagrada

Las mujeres consagradas comparten con todas las otras los aspectos típicos de la mediana edad a los que nos hemos referido. Existen además elementos que implican nuevas dificultades inherentes a su estado de vida religioso: los valores que han sido válidos hasta ahora parecerían decaer, o al menos ya no se logra darles una confianza incondicionada. Como consecuencia las certezas de un tiempo pierden mucho de su valor absoluto y a menudo dejan indiferentes.

· · ·

A veces sucede que las consagradas no encuentran el propio lugar: se sienten fuera de sitio, inciertas de sí y de los otros. Se descubren experimentando sentimientos que antes eran extraños: celos, envidia, competición. Puede suceder que las motivaciones que sostuvieron hasta hoy, improvisadamente aparezcan inconsistentes; las mismas motivaciones vocacionales no convencen más. La fe parece volverse frágil. Se hace un balance de la propia vida: se evalúan las relaciones, las elecciones apostólicas (quizás frente a la presencia de una generación más joven que es más eficiente y competente), se revisa hasta la propia elección de vida.

Enojos improvisos y rencores inexplicables, momentos de profunda melancolía hacen difíciles las relaciones interpersonales, en particular en la vida de comunidad. A veces pueden surgir deseos prepotentes contrarios al estado de vida elegido.

Si la mujer consagrada vive bien la dimensión del tiempo que transcurre, podrá hacer que su experiencia de vida dé fruto y reencontrar una nueva estación de renovada fecundidad espiritual, descubriendo su maternidad espiritual en una nueva forma. El secreto, de hecho, para una buena calidad de esta fase de la vida depende de una correcta y vivificante relación con lo cotidiano.

Vivir el hoy significa juntar la estructura de sí, el propio pasado y el propio futuro, en la alegre aplicación al momento presente.

Cuando llega la noche, se sabe que hay algo de la jornada que puede no haberse perdido: Alguno lo recogió. Esto da paz. Lo cotidiano puede alimentar lo escatológico e introducirlo hacia su plenitud. En este sentido, un día es como mil años. La calidad de la vida y el bienestar que deriva de ello, dependen por lo tanto de la valencia escatológica de una existencia, y ello más aún en la vida consagrada.

La etapa de la mediana edad puede ser un momento favorable y lo cotidiano puede volverse el lugar privilegiado de este tiempo favorable. Vivir bien lo cotidiano significa vivir constantemente de auténticas relaciones. De esto depende la calidad de la vida.

Generalmente la persona consagrada ya pasó a través de las etapas de purificación de las primeras expectativas con sus altos ideales, a menudo irrealistas. Ha vivido la así llamada prueba de realismo, es decir, la inevitable desilusión de sí, de la propia comunidad y congregación, de la propia vocación.

Estos pasajes no son vividos una vez para siempre, se repiten varias veces en la vida. La mediana edad y la menopausia constituyen un nuevo pasaje: todo depende de cómo la persona logra afrontar las nuevas desilusiones emergentes, para pasar a una nueva aceptación de sí, de su límite/fragilidad, de su edad, del pasar del tiempo.

Se llega así a la pobreza ofrecida: los aspectos antes mencionados de la crisis pueden volverse un trampolín de lanzamiento para una nueva etapa de la vida. Es verdad que hay que hacer las cuentas con las disminuciones físicas y con los malestares psíquicos, pero crece también una madurez humana y una sabiduría de vida que se vuelven aspectos preciosos en las relaciones, tanto comunitarias como apostólicas. Las experiencias de vida acumuladas dan una buena base de confianza en sí, para recuperarse de los malestares que a menudo son solamente emotivos y superficiales.

Es fundamental la renovada relación con el Señor Jesús: en esta etapa de la vida se pueden descubrir nuevos aspectos de la oración y de la relación con Él.

Cuando, en el correr de las jornadas, la mujer consagrada logra expresar que ha recuperado su significado en el marco de las relaciones, y confía la consciencia unificada de su existir a aquellos que la acompañan (relaciones de amor/caridad) y a Aquel que la espera (relación de oración), llegará a la tardecita sabiendo que «lo necesario» para su futuro no se ha perdido. Esta situación de vida no es ansiedad, ni la necesidad de éxito o la garantía de una imagen, no es la seguridad frágil del poder, sino que se configura como experiencia de paz. Quién vive bien lo cotidiano, vive en paz.

Puede ser útil preguntarse: ¿cómo Jesús usaba su tiempo?

Desde los Evangelios se evidencia que daba tiempo a la oración, a los enfermos; daba mucho tiempo a la palabra, a la formación de los apóstoles; daba también tiempo a los encuentros personales de diverso tipo y daba tiempo a la amistad. Por lo tanto, Jesús tienen prioridades en el uso del tiempo y las expresa con cierta fuerza, desilusionando, si es necesario a la gente. Jesús tiene una gran claridad en su programa, que no es únicamente mandado por la expectativas de los otros. Él sabía que no era llamado a hacer todo y decididamente rechazaba perder tiempo en tareas que no le concernían (por ejemplo, a quien le pidió que dividiera la herencia). Jesús nunca da la impresión de estar apurado, ansioso, nervioso, preocupado.

. . .

Aún si habían muchísimos pedidos y expectativas, el Señor siempre es dueño de su tiempo, que vive, momento a momento, con intensidad, paz, plenitud, escuchando de verdad a las personas que tiene delante, sin nunca precipitarse en acciones.

De estas consideraciones nacen criterios importantes para cualquier etapa de la vida, pero con más razón para la mediana edad: la verdadera disponibilidad no significa decir siempre sí, a todos y a todo; hay que darse oportunidades que consideren la propia edad y las reales posibilidades que se tienen. Un punto central es el de extraer, con fuerza, tiempo a las ocupaciones cotidianas para rezar en forma personal (no basta la oración comunitaria).

De las señales de alarma se advierte si se está o no viviendo bien propio tiempo: agitación constante, cansancio físico y psíquico que está desgastando, acumulación de tensión que lleva a descontento, desilusión, disgusto, amargura; se vuelve inconstante y esquiva con las personas. En cambio, las señales positivas son: cierta serenidad de fondo como tonalidad prevalente en la vida, y la capacidad de tomarse algún momento de ocio que pueda beneficiar el equilibrio psicofísico.

. . .

La edad de la menopausia como mujer casada

Presenciamos una dilatación de las fases de la vida. La infancia es quizás, la única excepción. Efectivamente, si observamos las revistas de moda para niños podemos notar que a menudo la ropa propuesta para los varones de 7-8 años es increíblemente parecida a la de los que tienen dieciséis, mientras que para las niñas se proponen líneas que hacen de ellas unas muñequitas, creando a propósito aspectos de seducción que generalmente no están presentes en este estadio de la vida.

La adolescencia, aparece después como la edad prolongada por excelencia: los adolescentes que en el pasado ocupaban 6-7 años de su existencia en tormentos de la adolescencia ahora, cómplices de las varias dificultades de sistematización, permanecen como tales y se autodefinen "nosotros muchachos" aun teniendo treinta y pico.

La posibilidad de elegir cuando tener hijos y la tendencia a procrear en edad más avanzada, para organizar mejor la situación laboral y de residencia, nos coloca ante parejas de cuarenta y cinco años con hijos a menudo pequeñísimos, mientras el aumento de la duración de la vida pone problemas no fáciles de resolver en relación a los padres ancianos, necesitados de atención y cuidados o hasta a veces no autosuficientes.

Como consecuencia, la tercera edad que hasta hace pocos años atrás coincidía con el inicio de la vejez, ahora se debe considerar a todos los efectos, una fase aún productiva del ciclo de vida, a menudo coincidente con una realidad familiar muy dinámica y aún en evolución; al mismo tiempo, la vejez propiamente dicha está confinada al período después de los setenta años. Por lo tanto, la mediana edad resulta actualmente ser más amplia que en el pasado: de los cuarenta años (edad en la que se advierten los primeros signos del cambio) hasta los sesenta y más.

Este dato crea notables dificultades sobre todo a las mujeres, no solamente por la fisiología que aparece en la menopausia con todos los malestares vinculados a ella, sino también porque son múltiples los roles que las mujeres son llamadas a llevar adelante en nuestra sociedad, dada la profunda y radical transformación ocurrida en los últimos cuarenta años que las ve, en cierta forma, protagonistas.

. . .

En el pasado, alrededor de los cuarenta y cinco años con la llegada de la menopausia no solamente terminaba la edad fértil, sino que se transformaba el cuerpo, las formas se volvían armoniosas, el cabello quedaba canoso.

Después de esta edad las mujeres dejaban el grupo de mujeres atrayentes y deseables para entrar en el grupo de las ancianas: por su modo de vestirse se veía que se renunciaba a la seducción, si bien no excluía la elegancia a algunas privilegiadas; parecían destinadas a no tener vida propia: la única posibilidad prevista era la de dedicarse a la vida de los otros, en general pertenecientes a la propia familia.

Actualmente en cambio, con el uso de fármacos apropiados, existen muchas oportunidades de postergar para más adelante los límites biológicos que en un tiempo eran infranqueables. Este dato, con motivaciones vinculadas a la salud, permite alargar la propia juventud, pero crea no pocos problemas que se reflejan en la percepción psicológica de sí y en la posibilidad de postergar el momento en el que se necesita darse cuenta que está comenzando la vejez.

· · ·

Como prueba de este tentativo podemos recordar que el mercado de los cosméticos antivejez ha crecido en los Estados Unidos, en los últimos cinco años, un 70% y que solamente en los últimos 12 meses, surgieron en laboratorios más de 156 mil fórmulas de nuevos cosméticos, mientras es siempre más floreciente el campo de la cirugía estética. Existen posibilidades de sostener, reestructurar y reconstruir, según el propio gusto, el propio cuerpo con la ayuda de cómodas cuotas mensuales inferiores a las que se desembolsan por la adquisición de una moto. Son conocidas por todos las grandes propagandas publicitarias para la apertura de gimnasios, siempre más completos, que hacen de la actividad física, no ya un momento de regeneración en la jornada, sino un verdadero estilo de vida.

La actividad física, como la cirugía estética, representa solamente una de las tantas oportunidades para correr atrás del mito de la eterna juventud. Ya nos hemos referido a la procreación en edad muy avanzada respecto al pasado, por lo que no es infrecuente que mujeres de cincuenta años o más tengan hijos aún en la primera infancia y que, como consecuencia, estén comprometidas en tareas de cuidado y educación que exijan, no solamente una notable energía y fuerza física, sino también la exigencia de tener un aspecto todavía juvenil tanto para no ser confundidas con las abuelas de los propios hijos.

La mediana edad, además, es el momento de mayor compromiso en el espacio laboral, para el progreso de la carrera y de experiencia de trabajo, que exige asumir roles de mayor responsabilidad que poco combinan con las necesidades de tipo familiar.

Esta multiplicidad de roles caracteriza particularmente la realidad femenina también en otras edades de la vida, pero en la mediana edad se radicaliza y asume características propias, determinando un fuerte cambio.

Hoy, como nunca antes, es imposible mantener un pseudoequilibrio: hay que dar un paso adelante y descubrir una verdad que nos involucra como mujeres. Solo así, el problema se transforma en una oportunidad.

Si en la primera parte de la vida la mujer buscó realizarse alcanzando los objetivos deseados, el estudio, un trabajo, la familia, ahora se le pide integrar la parte no amada, descuidada o removida de sí, aprender un sano amor de sí, pasar del hacer las cosas para complacer a otros o para ser reconocida al hacer las cosas para sí misma. En esta fase la mujer está llamada a reconocer en sí, a dar derecho de existencia y a integrar la propia parte que hasta ahora ha quedado en la sombra.

Somos llamados a revisar las prioridades de la existencia, aquello a lo que se da mayor o menor importancia, aceptando pacíficamente la pérdida de ilusiones y acogiéndose serenamente a sí con los propios límites.

Toda la realidad externa de la persona es revisada según esta necesaria integración. Los varios problemas y dificultades de esta fase se vuelven así, nuevas oportunidades de renacimiento permitiendo redefinir todas las relaciones, sobre todo las familiares, a partir de aquella con el compañero que es acogido como otro ser humano, con sus virtudes y defectos, sin particulares privilegios o autolimitaciones. La aceptación del límite tiene sentido y es posible solamente permaneciendo en medio del propio desastre, aceptando permanecer y no huir, en el momento en el que caen todas las máscaras y se es testigo de ello, despertando en sí aquel aliado que no es otro que el núcleo divino que hay en nosotros.

9

Buscando ayuda

Es GENIAL SER VALIENTE, pero la valentía no significa sufrir en silencio. Ser valiente es pedir ayuda y actuar antes de que lo haga. Si hay algo que me gustaría que tomara de este libro, es no lo haga solo y busque ayuda.

Parte de "hacerlo por su cuenta" es pedir ayuda cuando la necesite. Sea muy específico sobre el tipo de ayuda que desea.

Hay muchas opciones allá afuera. Para algunos, los psicólogos o consejeros de formación clásica funcionan mejor, pero no son adecuados para todos. No se desanime si necesita comparar precios. Es un trabajo duro y necesita un gran socio en este viaje.

Con demasiada frecuencia tratamos de escondernos de nuestras emociones ignorándolas. Nos tragamos nuestra tristeza y enojo y nos concentramos en el trabajo, salir y mantenernos ocupados de cualquier manera que podamos. Nos bebemos hasta el olvido y tragamos drogas legales o ilegales para quitarnos el borde. Nos mantenemos firmes y pretendemos estar bien, pero ignorar el dolor puede ser extremadamente perjudicial y enfermarnos a largo plazo.

El verdadero coraje y la recuperación real se encuentran a menudo al abordar el problema en lugar de huir de él. Sí, podrías llorar, gritar y sentirte fatal por lo que está sucediendo en su vida, pero una vez que acepta que simplemente está pasando por emociones naturales, el dolor asociado se desvanece más rápido de lo que puede creer.

Si necesita estar triste, simplemente esté triste, y si siente la necesidad de llorar, escuche lo que su cuerpo le dice. Si estás enojado, toma una almohada y golpéala. Mantener las emociones adentro es lo peor que puede hacerle a su cuerpo. Recuerde, usted tiene el control de sus emociones, ellas no lo controlan a usted. Pero al tener el control de ellos, también debe permitir la salida adecuada.

. . .

La ira es una emoción común que las personas luchan por comprender y afrontar. Afecta a las personas de diferentes formas, física y emocionalmente. Aferrarse a él puede causar dolencias físicas (por ejemplo, el cáncer se representa metafísicamente en el cuerpo), pero dejarlo salir de manera incontrolada puede causar daño a sí mismo y a los demás.

Por favor, deje que sus emociones fluyan (pero no estallen) antes de que envenenen su cuerpo. El dolor no durará y explicaré más adelante en este libro cómo dejar que la energía emocional se aleje más rápido.

He pasado por la tristeza, la ira, la culpa, el miedo y tantas emociones asociadas con la crisis de la mediana edad, y sí, fueron un desafío. Sí, me dio miedo. Sí, me sentí perdido e incluso miserable a veces. Y sí, hubo momentos en los que yo pensé que nunca me recuperaría de él y que la única forma de hacer que el dolor desapareciera sería dejar de respirar.

No solo sobreviví, en realidad hice mucho más que eso.

. . .

Encontré este túnel, entré en él, caminé por sus altibajos para finalmente emerger al otro lado como una fuerte y mejor persona.

Las mujeres a menudo son bendecidas con una buena red de amigos y aliados para ayudar en esta búsqueda. Los hombres, en promedio, no tenemos el mismo tipo de red de apoyo, según la forma en que nos comunicamos, pero el apoyo, curiosamente, está ahí si se busca.

No se avergüence de pedir el apoyo de sus amigos, ya que pueden ser una excelente manera de obtener comentarios. Incluso puede descubrir que muchos de sus amigos se enfrentan a desafíos similares y se hacen las mismas preguntas. Siempre tenga en cuenta que no sustituyen el asesoramiento profesional, sino que son un equipo de personas con las que experimentar los altibajos de la vida.

Asegúrate de no dejar que nadie te diga que no tienes derecho a soñar tu mejor vida. Porque si lo tienes. Ya sabes que las personas se unirán a la discusión con sus propios sueños, expectativas o limitaciones. No se detenga por los miedos de otra persona. No dejes que nadie te diga que no tienes derecho a estar descontento con tu vida actual y exigir algo mejor.

Este es un momento desafiante. Pero busque medios saludables para lograr lo mejor de usted.

Buscar el propósito de su vida puede ser una experiencia abrumadora. Frente a preguntas como, "¿Qué debería haber logrado en este momento de mi vida que aún no haya hecho?", "¿Hay algo más satisfactorio en lo que me gustaría centrarme?", "¿Qué quiero en mi vida durante el próximo año, diez años, cuarenta años, sesenta años? "," ¿Estoy contento con lo que tengo ahora? "y / o" ¿Qué debo conservar o dejar? "

Obviamente, un buen entrenador puede ser la mejor fuente de orientación durante esta fase.

Todas las preguntas anteriores son muy importantes. Es natural perder el equilibrio y el sentido del propósito cuando se convierten en parte de su viaje. Es posible que esté al comienzo del proceso, escuchando esta voz en su cabeza que le dice que le gustaría más de la vida.

Puede que te pierdas en tu propia vida preguntándote quién es la persona que te mira en el espejo mañana tras mañana.

Es posible que haya perdido su identidad y sienta que ha perdido su brújula emocional. Aun así, eres lo suficientemente valiente como para admitir: "No sé quién soy".

Se necesita valor para aceptar que no está viviendo la vida que le gustaría vivir. De hecho, es mejor buscar respuestas que vivir una existencia insensible.

Uno de los principales pasos para atravesar este túnel será admitir que es solo una parte de un viaje tradicional para encontrarte a ti mismo. Lo he visto llamar "crisis de la mediana edad" o "transición de la mediana edad". También lo he visto llamado un "viaje de la mediana edad", porque se necesita un individuo fuerte para atravesar esta metamorfosis con gracia y emerger de ella como un mejor yo.

Eres lo suficientemente feroz para enfrentar este camino abrumador. Cuando emerjas de ella, será diferente de quien era cuando dio su primer paso. Saldrá más fuerte, más creativo, abierto a diferentes posibilidades, curioso y se dará cuenta de que puede lograr mucho más de lo que inicialmente esperaba.

. . .

Ya ha comenzado este viaje, sigamos juntos. Es hora de redescubrir tu verdadero yo.

10

Seguir aprendiendo

Pasar a la mediana edad trae cambios de carrera, la promesa de la jubilación y la jubilación anticipada para algunos, pero si bien son emocionantes, estos vienen con sus propias pruebas. Una de las consecuencias desafortunadas (y humillantes) de estar sin trabajo es la sorprendente velocidad a la que su capacidad para retener información y aprender nueva información puede deteriorarse. Y sí, es probable que disminuya un poco más rápido a medida que envejece.

Sin embargo, el estereotipo del trabajador mayor sabiendo de tecnología y detalles es más frecuente de lo que nos gustaría pensar. Tomar medidas para detener tal declive y que le suceda a casi todo el mundo, debería ser una prioridad.

Independientemente de lo que depare el futuro, siempre es una ventaja mantenerse alerta. Muchos estudios han confirmado que, al comenzar un nuevo trabajo, las impresiones de los compañeros de trabajo sobre un individuo (ya sea como su nuevo compañero o gerente / supervisor) se forman desde el principio. Es probable que esas impresiones no sean tan favorables si se percibe a uno como torpe o falto de confianza. Es bastante difícil tener confianza y decisión cuando uno tiene dudas sobre sus propias habilidades. La competencia importa.

Un subproducto de estar inmerso en una carrera es la necesidad / oportunidad de consumir y organizar mucha información sobre una base diaria. Claro, puede que no sea necesariamente información que nos mantenga bien informados, ya que para la mayoría de nosotros generalmente está relacionada con el trabajo o la industria. Mantener un trabajo por lo general conlleva la necesidad de procesar y dar sentido a una cantidad considerable de contenido. Esto te mantiene alerta.

Separados de nuestros trabajos, esta rutina de recopilación / organización de información ya no es necesaria, y la concentración mental casi siempre disminuye. Comenzamos a gravitar hacia la 'fruta madura' del contenido disponible. Más televisión. Más chismes en Internet.

Comprobación más frecuente de nuestros teléfonos inteligentes para conocer las últimas novedades.

Si eres corredor y dejas de correr, tu rendimiento disminuye. Si levanta pesas con frecuencia y se detiene, se atrofia. Y si dejas de consumir y procesar información compleja (información que requiere tu atención activa) tu mente también se atrofiara. No se trata tanto de envejecer. Se trata de usar.

Sucede más rápido de lo que cree y empeora con el tiempo si no se aborda. Se encontrará retrocediendo algunas páginas en su diario para volver a leer lo que ya había pasado. Tal vez se encuentre recogiendo una revista en el consultorio del dentista, comenzando a leer un artículo y leyendo algunas páginas antes de darse cuenta de que no retuvo casi nada de lo que acaba de leer.

No es el mejor lugar para estar si está planeando comenzar a trabajar cuando consiga su próxima oportunidad. El momento de detener este declive es ahora, incluso antes de que se convierta en algo perceptible.

Cree su propio plan de estudios

Así como es importante crear una rutina que fomente el bienestar y la energía de su ser físico, se convierte en una prioridad hacer lo mismo con su cerebro. Si bien la mejor manera de hacer esto puede variar un poco para cada uno de nosotros, ya que algunos de nosotros somos aprendices visuales, algunos aprendices auditivos, etc., esta es otra área en la que crear una sensación de impulso es muy importante.

Propóngase comenzar a aprender y asimilar lo que será de mayor utilidad en la siguiente fase de su carrera. ¿Qué debilidades tiene que puedan atenuarse o remediarse por completo? ¿Qué nuevos conocimientos le ayudarán a sobresalir?

Aprender para el crecimiento personal (no profesional) es igualmente importante, y el tiempo de inactividad que tiene entre trabajos puede ser un buen momento para trabajar en eso también. Y el impulso en la autoestima que proviene de dominar algo nuevo a menudo puede convertirlo en un candidato más deseable en el futuro.

Ya sea para aprender un nuevo idioma, un nuevo instrumento musical, una nueva habilidad relacionada con el trabajo o una nueva habilidad no relacionada con el trabajo, se han realizado numerosos estudios que concluyen que la participación constante en estas áreas puede estimular el cerebro de tal manera que evite el deterioro mental a medida que envejecemos.

No es necesario esperar a que disminuya. Aprender y crecer es algo que generará dividendos para cualquiera.

Comprométase a ceñirse a lo que decida que pueden ser sus prioridades de aprendizaje. No sea solo un aficionado.

Apunte a algo más alto que eso. Dividirse en demasiadas direcciones significa que nunca "echará raíces" y no sentirá un gran compromiso de perseverar una vez que su entusiasmo inicial desaparezca o surja algo más.

Casi todo el mundo tiene un amigo o conocido que posee una guitarra y puede tocar un riff característico de una variedad aparentemente impresionante de canciones, pero cuando se les presiona para seguir tocando, declinarán (porque nunca aprendieron más de una canción determinada). No seas ese chico (o chica).

. . .

Se ha dicho que se necesitan 10,000 horas de estudio concentrado para convertirse en un maestro en una empresa determinada, conocida como la regla de un famoso escritor estadounidense, psicólogo y profesor, pero se han realizado varios estudios que desde entonces han desacreditado la necesidad de llevar las cosas hasta este extremo para obtener beneficios.

En relativamente poco tiempo, puede volverse muy competente en una nueva habilidad que le servirá en el futuro.

Trace un curso de aprendizaje que lo enorgullezca cuando mire hacia atrás. A lo largo del camino, incluso podría llegar a la conclusión de que ya era más erudito y logrado de lo que jamás se había creído.

Descubrí que combinar una búsqueda más táctil (en mi caso, mejorar mis habilidades con la batería, con un pad de práctica para mantener contentos a los vecinos) con una más intelectual (estudiar la teoría del marketing con mayor profundidad) resultó ser eficaz. La mejor forma variará para todos.

. . .

Hay mucha información ahí fuera. Tanto para desviar nuestra atención. La mayor parte será inútil para ayudarlo a crear un futuro mejor. Es una sensación de poder navegar a través del pantano; es debilitante sentirse atrapado en él.

Ayuda para trazar su curso

Por otro lado, nunca antes había sido tan accesible tanta información útil. Al tener cierta edad, siempre he disfrutado de la experiencia de entrar en una librería para buscar antes de comprar un libro.

Y yo era un adaptador tardío y a regañadientes al mundo de la tecnología sobre todo con los libros digitales porque si algo me gusta es leer, pero no me había adentrado tanto al mundo de los libros en internet.

Sin embargo, tengo que decir que el mero acceso y la conveniencia de tener tantos títulos, tanta información tan cercana y tan barata han demostrado ser una bendición para mi propio aprendizaje.

. . .

Es importante ser prudente con el dinero. Cuando estás gastando entre $300 y $400 o más por un libro, es mejor que sea bueno. Claro, siempre debe ser selectivo con su tiempo de lectura, pero cuando ese precio se derrite por completo a $60, $70 e incluso $25 pesos a veces, se siente mucho más libre para explorar.

Su biblioteca local: lo que alguna vez fue viejo es nuevo otra vez

Para algunos, las bibliotecas pueden parecer reliquias de una época pasada, y eso es lamentable. Muchas sucursales que permanecen en funcionamiento sufren de una infrautilización crónica, estantes parcialmente vacíos y una escasez de material nuevo que puede ser un poco deprimente cuando se aventura dentro. Y, desde mi propia experiencia, el nivel de bibliotecología exhibido por el personal sobreviviente puede ser menos que estelar.

Pero las bibliotecas pueden ser un recurso tremendo, incluso ahora.

Puede que le preocupe encontrar su próximo trabajo por encima de todo.

Ese es probablemente el caso de la mayoría de las personas que se encuentran repentinamente sin trabajo y con obligaciones financieras. Después de todo, el autodescubrimiento y el enriquecimiento no pagan las facturas ni ponen comida en la mesa.

Por supuesto, las bibliotecas siempre han alojado libros de referencia útiles para los buscadores de empleo, pero en muchos casos, el acceso ahora es más fácil que nunca.

Mientras que, en un momento dado, acceder a materiales de referencia requería un viaje y una estadía prolongada en la propia biblioteca, ahora hay muchos sistemas de bibliotecas de la ciudad que ofrecen esta misma información en forma de base de datos, ¡a través de una computadora de forma remota! La búsqueda de información puede ser mucho más conveniente desde la comodidad de su hogar.

Con solo completar una solicitud en línea y llevarla a su sucursal local, puede activar una membresía de inmediato. Desde allí, puede conectarse en línea y obtener acceso a bases de datos y muchas otras cosas de interés.

. . .

Con esta información a su disposición, puede investigar posibles empleadores, encontrar contactos relevantes e incluso ver cómo les está yendo a las empresas en lo que respecta a los ingresos.

La mayoría de las bibliotecas también tienen recursos, por ejemplo, si busca un tutor, la misma biblioteca le ofrece algún sitio, donde puede obtener tutela gratuita (aunque se aplican algunos límites), hacer que se evalúe su currículum y realizar una variedad de cuestionarios diseñados para evaluar y perfeccionar las habilidades relevantes.

Aprendiendo a un nivel superior

La mayoría de nosotros estamos familiarizados, con una de las páginas de internet más importante la cual nos da el recurso de instrucción en línea que, en un momento, se trataba casi exclusivamente de habilidades informáticas y de software. Sus ofertas se han vuelto más extensas y variadas, diversificándose en una variedad de áreas que probablemente serán útiles para los buscadores de empleo para su próximo capítulo profesional.

. . .

Ahora ofrecen instrucción en comunicación empresarial, análisis de datos, marketing en línea, habilidades de presentación y productividad. Si aprender software específico relacionado con la empresa es más preocupante, sus clases incluyen los paquetes de informática más importantes y básicos aparte de muchos otros temas.

El costo de la membresía al momento de escribir este artículo es de $200 pesos si va de mes a mes y de aproximadamente $150 si paga por adelantado el año. También ofrecen membresías premium que le permiten acceder a notas del curso y elementos de demostración que ciertamente mejoran la experiencia.

¿No puede justificar el gasto? Es posible que no lo necesite, dependiendo de dónde viva. No hace mucho, tal página firmó un acuerdo con varios sistemas bibliotecarios, incluidos Los Ángeles, Nueva York y muchos otros, para hacer que sus ofertas sean accesibles sin cargo para los miembros de la biblioteca. Este es un valor increíble.

Si bien está página puede no estar disponible de esta manera en todas las ciudades, la lista de sistemas bibliotecarios que participan en este programa es lo suficientemente extenso como para que haya muchas posibilidades de que haya una sucursal relativamente cerca de usted.

E incluso si no hay una sucursal lo suficientemente cerca, puede ser una buena idea explorar el plan de estudios de la misma para ver si alguna de las instrucciones puede ser algo que le pueda interesar. Una inversión en usted mismo es una buena idea.

11

Actividades que se pueden aprender en la mediana edad

Además de dedicar tiempo al trabajo y la familia, es bueno poder tomarse un momento, quizás unas horas a la semana, para hacer algo distinto y disfrutar de una nueva actividad no siempre implica gastar un montón de dinero.

Aquí comparto algunas ideas gratuitas para pasar un buen rato y de esta manera poder distraerse y ayudarse a superar cualquier mal momento por el que esté pasando:

- Dar un paseo por la playa

Si vives cerca de la costa, nada como una caminata por la arena o un recorrido en bicicleta por la orilla de la playa. Es una excelente actividad física con numerosos beneficios para cuerpo y mente.

De hecho, existen distintos estudios científicos que relacionan la brisa marina, la arena y el agua del mar con beneficios para nuestro cuerpo y nuestra mente.

El sonido de las olas: el ritmo de las olas y los suaves sonidos que producen al romper contra la arena también influyen en nuestros ritmos internos y nos proporcionan una sensación de paz y un efecto calmante. No es de extrañar que sea una de las pistas más usadas en los recopilatorios de sonidos naturales para ayudarnos a relajarnos.

La cercanía al mar: se dice que la proximidad al agua puede mejorar el rendimiento, aumentar la calma, disminuir la ansiedad e incluso aumentar el éxito profesional.

También el color azul del mar provoca dos efectos: el magnetismo y la atracción que produce el color azul, el cual se suele asociar a un estado de calma, apertura, profundidad y sabiduría.

El potasio y la sal del agua: el agua del mar contiene sal y potasio, dos elementos que, según una investigación, ayudan a mejorar y aceleran el proceso de curación de las pieles dañadas por problemas como la dermatitis.

Una portavoz de la Asociación de Dermatólogos explicó que "el agua de mar tiene propiedades antisépticas y puede reducir una infección asociada con el eczema. También puede ayudar a curar la piel". Sin embargo, recomienda, limpiar la sal después del baño en el mar e hidratar la piel.

La arena: además de ser un exfoliante natural que ayuda a eliminar las células muertas de la piel, es una de las mejores superficies para caminar y practicar ejercicio.

Andar descalzos por la arena estimula las terminaciones nerviosas y fortalece los músculos de nuestros pies. De hecho, en un estudio centrado en correr y caminar sobre la arena, los investigadores descubrieron que caminar sobre la arena tiene un "efecto profundo en la energía y la mecánica de nuestra locomoción".

La brisa: no nos referimos a la tramontana, sino esa suave brisa que ayuda a soportar las altas temperaturas veraniegas y te silba sutilmente al oído.

Distintas investigaciones apuntan a que disfrutar del aire fresco de los mares y los océanos nos ayuda a respirar mejor y a relajar la mente.

En un estudio donde se analizaba la capacidad pulmonar de personas con enfermedades respiratorias, se ha concluido que aquellos que respiran brisa marina tienen mejor la mucosa, la capacidad y la función de los pulmones y tosen menos.

Por otro lado, el aire marino está lleno de iones de hidrógeno negativos, que son partículas que mejoran nuestra capacidad para absorber el oxígeno. Además, estos iones negativos tienen la capacidad de aumentar los niveles de serotonina que es la hormona de la felicidad, que nos ayudan a reducir el estrés y la ansiedad.

Si no hay playa donde vives, seguro tienes un parque para entrar en contacto con la naturaleza y mover el cuerpo.

Nos conviene estar cerca de los árboles y los bosques, porque esa proximidad será beneficiosa para nuestra salud: reduce el estrés y aumenta la longevidad.

. . .

Cada vez hay más evidencias de que los bosques y los árboles contribuyen de muchas formas al bienestar físico, mental y social de las personas.

Entre otros motivos, porque los bosques y las zonas arboladas, incluidos los de las áreas urbanas, ofrecen ambientes reconstituyentes, es decir, lugares donde la gente puede relajarse, reducir el estrés y eliminar el ruido.

La exposición a los bosques tiene específicamente efectos que reducen el estrés posiblemente, por el efecto de recuperación que se siente al admirar paisajes forestales atractivos o estéticos, además del clima forestal, las condiciones de la luz y la composición del aire.

Estar cerca de o vivir en áreas verdes puede ayudar a las mujeres a vivir más y a mejorar su salud mental. En concreto, los niveles más altos de vegetación verde se asociaron con una disminución de la mortalidad.

En el estudio, se examinaron a más de 108,000 mujeres, durante casi una década.

. . .

Los investigadores encontraron que las mujeres en áreas más verdes tenían una mortalidad un 41% menor por enfermedades de riñones, un 34% menor por enfermedades respiratorias y un 13% menor por cáncer que las que viven en áreas menos verdes.

- Tomar fotografías

Va, viene, pero quizás no siempre se detiene a ver. Hacer un recorrido por su ciudad con la cámara es una forma de prestar atención a los detalles y descubrir tesoros ocultos.

No hay que ser un eximio fotógrafo ni tener un súper equipo: solo se trata de hacerlo por placer y poco a poco obtendrás mejores retratos. Igualmente, aquí te dejo ocho consejos que te ayudarán a tomar fotos como un profesional:

1. Obtén la exposición correcta y necesaria: cuando quieres saber cómo tomar fotos profesionales con el celular debes tener en cuenta que la luz es el elemento fundamental de una fotografía. Es importante usar la cantidad adecuada, en especial si tomas fotos con un celular.
2. Tenga en cuenta las pequeñas cosas, pero que

no sea demasiado cerca: en la mayoría de los celulares inteligentes se puede enfocar al sujeto haciendo uso de la opción de zoom de la cámara. Sin embargo, todos los lentes tienen una distancia de enfoque mínima, así que si aplica mucho zoom puede distorsionar la calidad de tus fotos. Por ello, es recomendable no abusar de este recurso. Si está muy cerca y su sujeto aún está borroso, retroceda hasta que se vuelva nítido. No tomará mucho, tal vez un par de centímetros más o menos. De esa forma tendrá una imagen más nítida sin alterar la calidad y nitidez de la toma.

3. Use la grilla o cuadrícula del celular: en la mayoría de cámaras de los smartphones, hay una cuadrícula incorporada que muestra la pantalla dividida en tres secciones, lo cual proviene de la regla más conocida de la fotografía: la regla de tercios. Según esta regla de fotografía, si coloca el objetivo central de la foto (sea una persona, animal o cosa) a lo largo de una de estas líneas o en una de sus cuatro intersecciones, logrará una composición fotográfica más fuerte. Esto nos ayuda a ordenar y destacar los elementos dentro de la toma, ya que podremos dirigir los puntos de atención.

4. Use la luz natural: el flash de los celulares es

duro, por ende, es poco favorecedor. Ya que este se encuentra justo al lado del lente, lo que hace que la luz se encuentre de frente y no te ayude a darle dimensionalidad a sus fotografías. Esto error natural hace que la luz se proyecte de frente al objeto quitándole toda la profundidad. Es importante saber que el flash de los celulares dispara una luz muy dura que no favorece a la mayoría de las fotos.

La manera más económica y rápida de obtener imágenes hermosas es usar la luz de alguna ventana. Pero evite que ésta tenga contacto con la luz solar, eso afecta sus tomas.

1. Póngase al mismo nivel de lo que va a capturar: Este es un truco clave para saber cómo tomar fotos profesionales con el celular. La mayoría de nosotros estamos acostumbrados a sacar el teléfono, tomar una foto y caminar, sin considerar que, para este tipo de fotografías, es recomendable que la persona que captura la foto esté siempre a nivel de los objetivos a fotografiar. De ese modo tendrá un ángulo más favorable que le permita encuadrar y resaltar los detalles de la fotografía. También, se aconseja realizar varias tomas para así elegir entre las mejores.

2. Bloquee el resplandor del lente: Aunque es ideal aprovechar la luz natural, muchas veces los destellos del sol, o también las luces de algún foco, te proporcionan un gran reflejo o llamarada en el lente que corta la foto u oculte ciertos detalles. Eliminar los destellos es muy sencillo, como en una puesta de sol donde se genera un gran destello en el lente. ¿Cómo quitarlo y hacer que esto no afecte la toma?, bloquee la luz con su mano, colóquela al costado del objetivo, pero siempre teniendo cuidado de no meter los dedos en la toma.
3. Use su técnica de selfie para un mejor uso: No confíes únicamente en el lente frontal para hacer una nueva imagen de perfil; esta cámara también es muy útil para disparar en una variedad de lugares difíciles de alcanzar. Recuerde que al momento de sacar selfies puede jugar con infinidad de ángulos que no solo se limiten a la extensión de su brazo. Sin duda es la opción más práctica y puede sacar fotos muy divertidas, y si se anima a cambiar los ángulos y mover un poco el brazo lograrás diversas tomas de perspectiva.
4. Capture imágenes a través de las ventanas: Esto permitirá usar reflejos del exterior, un recurso perfecto para enmarcar un retrato o proporcionar un reflejo similar al de un espejo,

para darle una vista distorsionada del mundo. Solo procure que las superficies estén lo más limpias y nítidas posible e intente acercar su cámara al vidrio de la ventana para evitar reflejos que distorsionen sus tomas.

- Escribir cartas a tus seres queridos

Las cartas de papel parecen cosa del pasado, pero dígame si no resulta encantador poner en puño y letra lo que siente o desea compartir. Esto puede ser algo especial sobre todo si tiene familia o amigos viviendo lejos, de esta manera puede compartir varios momentos de su vida, aunque los demás estén lejos. Aunque sabemos que existen ya las redes sociales y los mensajes instantáneos nunca va a pasar de moda enviar alguna carta como se hacía antes. Incluso puede enviar fotos o dibujos de sus hijos, nietos, mascota, su esposa o esposo, entre muchas otras cosas.

- Inscríbase a un curso en línea

Hay una enorme oferta de cursos en línea que son gratuitos y están dictados por prestigiosas universidades de todo el mundo. Desde mercadeo hasta arte, pasando por idiomas y ciencia o aprender a tocar un instrumento.

. . .

Y todo esto está a tan solo una computadora de distancia.

Por lo general, cuando se hace mención a la importancia de aprender idiomas y cómo poseer dicha habilidad puede permitir el incremento en las oportunidades laborales, habitualmente se piensa en jóvenes profesionales y recién graduados. Sin embargo, estos no son los únicos que pueden beneficiarse de dicho conocimiento.

Para los trabajadores adultos, aquellos que llevan ya más de una década en sus lugares de trabajo e incluso dos o tres, esta es una habilidad particularmente valiosa.

A pesar de ello, el principal problema para adquirirla se encuentra en los prejuicios típicos de toda generación.

Los jóvenes contemporáneos se mantienen en contacto, tanto con el inglés como con cualquier otro idioma, mediante internet y las redes sociales. Con apenas unos clics estos pueden traducir un texto entero, o conocer el significado de una palabra en segundos.

. . .

Para las generaciones mayores, el contacto con el idioma no se presenta de forma tan frecuente, al igual que las buenas habilidades para el manejo de la tecnología. Estos factores sumados a la falsa creencia de que los adultos no pueden aprender idiomas, llevan a un alejamiento de la población adulta de las instancias formativas del área.

La realidad demuestra que es posible aprender una segunda lengua en cualquier momento de la vida, incluso para personas que no posean ningún contacto previo con la misma. Por ello, personas de 50 años e incluso más pueden aprender a manejar idiomas como el inglés sin ningún tipo de condicionante. Aquí le dejo algunos consejos para aprender un idioma nuevo:

- Tome apuntes: los apuntes pueden ayudarle a repasar, profundizar las lecciones y ampliar su conocimiento en sus ratos libres.
- Encuentre un motivo: tenga claro por qué va a adquirir esta habilidad, como forma de motivarse cuando la clase no le entusiasme, o empiece a sentir dudas respecto a tu elección.
- Cómo suena: escribir las palabras como suenan es una gran ayuda para solucionar dudas de pronunciación y practicar cuando esté solo. Pero lo más importante para tener éxito estudiando idiomas es perder la

vergüenza, animarse a hablar en clase, a consultar todas las dudas con el docente y perder el miedo a equivocarse o hacer el ridículo.

- Abrir un blog

¿Tiene una pasión? ¿Algo que le gustaría compartir con el mundo? Existen diferentes plataformas que le permiten tener su propio espacio en la web a costo cero. Igual que abrir la opción a hacer un podcast, esto es algo un poco más difícil, pero puede pedir ayuda de sus nietos, sus hijos o incluso de algún amigo.

Allí usted decide: cocina, arte, deporte, viajes, experiencias personales, lo que sea su terreno, puede convertirse en una afición creativa y, de paso, ayudar a otros.

- Armar un huerto

Si tiene jardín o un patio, cultivar algunos vegetales y frutas allí puede ser un interesante hobby. No solo le ahorrará dinero, sino que tendrá productos frescos a unos pasos de la cocina. Aquí le dejo unos consejos para poder empezar a armar su huerto en casa y también para cuidarlo:

· · ·

Para comenzar:

1. Elija un área donde sus plantas tendrán luz natural.
2. Prepare la tierra con nutrientes que puede otorgarle a través de abono natural hecho en casa.
3. No apriete el suelo de sus macetas, principalmente para permitir el paso del agua y oxígeno.
4. Conozca las hortalizas que cultivará, existen algunas que resisten mejor la falta de luz solar como la espinaca, el apio, la col y los rábanos; y otras que prefieren el calor del sol, como los jitomates, tomates y pimientos.
5. Considere el clima del lugar donde vive para que tenga mejores frutos.
6. Planee sus cultivos de acuerdo al espacio que tenga disponible.
7. En la medida de lo posible, utilice recipientes reciclados, como cajas de madera para hortalizas medianas y botellas de plástico para plantas aromáticas. Sean cuales sean, recuerde que necesitan tener filtro en la base para que drenar.
8. Existen plantas como las lechugas, jitomates y cebollas que es mejor adquirirlas en brotes para después trasplantarlas; mientras que otras

prefieren ser sembradas desde la semilla como la calabaza y la alcachofa.

Para mantenerlo:

1. Utilice sus residuos orgánicos de plantas y verduras, así como las cáscaras de huevo para crear una composta que después podrás añadir a tus sembradíos.
2. Riegue sus plantas por el atardecer para evitar la evaporación y favorecer la infiltración del agua en el sustrato.
3. Pode periódicamente su huerto para que se potencien los brotes auxiliares y fructifique mejor.
4. Ayude a sus plantas dirigiéndolas con ramas o guías de madera para evitar que sus tallos toquen el suelo.
5. Rote de lugar los cultivos que tenga de acuerdo a la temporada, así los nutrientes del suelo no se agotarán.
6. Las catarinas y abejas son grandes aliados de tus plantas, no las ahuyente.
7. Existen plantas como el romero, la citronela y la menta que alejan a las plagas, en caso de no poder controlarlas considere comprar algún pesticida en tiendas orgánicas.

- Súmese como voluntario

Siempre es una buena idea, ¿no cree? Si su rutina lo permite, donar tiempo puede ser más valioso que dar dinero. Visite Organizaciones No Gubernamentales (ONGs) o sitios de referencia de su comunidad y averigüe qué necesitan. Además de ayudar al prójimo, es una buena forma de socializar.

- Únase a un club de lectura

Le permite entrar en contacto con gente y mantener la mente activa. Si le gusta la literatura, es una afición para tener en cuenta.

- Visitar museos

Aproveche los días gratuitos o los sitios que no cobran entrada. Es un modo entretenido de aprender cosas nuevas y descubrir nuevas historias. No siempre nos sabemos bien la historia ni siquiera de los lugares donde vivimos, así que es una actividad muy interesante de realizar aparte de que también puede incluir a los miembros de su familia y si tiene la oportunidad puede ir a otras ciudades a visitar los museos y ampliar aún más su conocimiento.

- Crear artesanías

Si le gusta el trabajo manual, puede hacer fluir su creatividad haciendo artesanías. Es bueno para la motricidad fina y hasta puede convertirse en un emprendimiento. Si quiere gastar poco o nada de dinero, puede hacer manualidades con materiales reciclados.

12

Mejore sus relaciones personales

La mediana edad es el momento en que muchos hombres y mujeres evalúan su relación conyugal. No me referiré a parejas que viven en situaciones extremas o abusivas, sino a aquellas que se han casado y han comenzado a formar una familia a finales de los veinte y principios de los treinta. Aquellos que han llegado a este punto después de diez, quince o veinte años, cuando sus hijos crecen, sus padres envejecen y están reconsiderando lo que quieren para los próximos cuarenta años o más de su vida.

Una amiga me dijo una vez: "Las mujeres se casan con la esperanza de que su marido cambie, pero él seguirá siendo el mismo. Los hombres se casan con la esperanza de que su esposa nunca cambie y ella lo hará".

. . .

Obviamente, es un cliché, pero la persona que eres hoy en tu mediana edad definitivamente no es la persona con la que tu cónyuge se casó hace años. Si eres soltero, esto todavía se aplica. Definitivamente no eres la misma persona que eras en tus veintes, y eso es algo bueno.

Cuando sabes lo que quieres o no quieres más en tu vida, te comprometes menos, y si tu cónyuge u otros no están a bordo, tienes muy pocas opciones: te quedas o te vas.

Hay muchas formas de dejar una relación. La más obvia es abrir la puerta e irse, pero en muchos casos, irse es simplemente irse.

Las mujeres en transición tienden a prestar menos atención a su pareja. Están ocupados tratando de reconectarse consigo mismos. Son desafiados por su apariencia envejecida. Reconsideran su carrera, su rol y su propósito. Al mismo tiempo, los hombres enfrentan sus propios desafíos, como se discutió en el Capítulo 7.

A menos que la pareja se comunique claramente sobre lo que está sucediendo, uno de ellos o ambos podrían terminar y dejar la relación de una forma u otra.

Uno de cada cuatro divorcios afecta a personas de cincuenta años o más y veinte por ciento de mujeres entre la edad de cuarenta y cinco y cincuenta y cinco están divorciadas.

Las personas viven más tiempo, son más saludables y económicamente más independientes que nunca.

Quieren sacar más provecho de la vida y están cada vez más abiertos a poner fin a un matrimonio que ya no les funciona. Ahora se están dando cuenta de que pueden vivir algunas décadas más sin sentirse atrapados en una relación disfuncional. Puede ser una reacción dolorosa a un problema temporal relacionado con su propia transición, o la mejor decisión que les permitirá abordar esta segunda parte de la vida de una manera diferente.

Ser soltero

Ser soltero en la mediana edad puede ser una situación interesante. Con suerte, si estás en el mundo de los solteros, habrás pasado algo de tiempo para comprender lo que quieres y lo que no quieres de una relación.

· · ·

El secreto para encontrar el amor verdadero es que no hay ningún secreto.

Con suerte, eres más sabio y fuerte de lo que eras en tus veintes, y compartes tu verdadero yo con el mundo. Siéntete orgulloso de saber más sobre quién eres, qué quieres, qué y quién te inspira.

Las personas de cuarenta y cincuenta años tienden a tener más confianza en sí mismas, y aunque sus cuerpos pueden no ser tan perfectos como los de veinte años, o su rostro puede mostrar algunas arrugas, la seguridad en sí mismos y el amor propio los hacen muy atractivos. A cualquier edad y en cualquier relación, saber lo que quieres, quién eres, ser auténtico y amarte a ti mismo es la clave del éxito.

No digo que sea fácil. Probablemente hayas escuchado historias de terror sobre citas y, por supuesto, algunas de ellas son ciertas. Sin embargo, es importante saber que obtendrá de la escena de las citas lo que ponga en ella.

Sí aborda la situación con miedo y aprensión, los hombres y mujeres que confirmarán lo que piensas de la vida probablemente se acercarán a ti. En lugar de concentrarse en lo que no quiere, pase algún tiempo pensando en lo que sí quiere en una nueva relación. Puede que no encuentre el amor de su vida de inmediato, pero se divertirá mucho en el proceso.

Dese cuenta de que la vida no le pasa a usted sino para usted.

Conocerá a hombres y mujeres increíbles con los que podría conectarse en diferentes niveles. La mayoría de ellos simplemente se convertirán en amigos. Algunos incluso pueden convertirse en enemigos feroces y enseñarte lo que no quieres de una relación. Atraes a la persona que más te conviene en un momento concreto. Esta persona puede resultar valiosa como experiencia de aprendizaje. Él o ella podría ser alguien que compartirá su vida durante unas horas, días o meses.

No te juzgues a ti mismo. Haz tu mejor esfuerzo y sé claro sobre quién eres. Reconozca su valor. Atraerás a la persona que crees que te mereces. Si crees que te mereces lo mejor, atraerás a los mejores.

. . .

Y nunca lo olvides, no necesitas a nadie que te haga feliz. La felicidad está dentro de ti.

La única persona con la que vivirá por el resto de su vida será usted mismo. Así que comienza por amarte a ti mismo y encontrarás al hombre o la mujer adecuados para amarte si es lo que quieres.

Estar en una relación

Las estadísticas muestran que muchos matrimonios terminan en divorcio, pero afortunadamente, todavía hay muchas más parejas que deciden permanecer juntas. Las relaciones cambian con el tiempo. Es muy importante que compartas tu experiencia de la mediana edad con tu pareja. Es posible que no experimente el mismo tipo de relación que solía tener al comienzo de su matrimonio, pero podría experimentar algo aún más rico.

Los primeros diez o veinte años de su matrimonio probablemente fueron para formar una familia. Ahora sus hijos están creciendo.

. . .

Es posible que ya se hayan ido a la universidad o hayan empezado su propia vida. Si aún no es el caso, requieren menos de ti, y sabes que pronto te convertirás en un "nido vacío". ¿Cuál será su propósito como pareja después de eso?

Si no eres mamá, papá e hijos, ¿quién serás? Es importante redefinir tu nueva identidad como persona, pero también como pareja. Uno de mis amigos declaró una vez: "Soy el mejor nido vacío: mis hijos se fueron a la universidad y mi esposa decidió terminar la maestría con la que siempre soñó".

La línea era muy delgada desde esta declaración hasta el distanciamiento. Para ellos era importante volver a conectarse con quiénes eran de forma independiente, pero para salvar su matrimonio, era igualmente importante determinar qué querían hacer juntos. Fue necesario mucho trabajo por cuenta propia y en pareja, pero lograron mantenerse independientes y juntos al mismo tiempo.

Ya sea que haya estado en una relación durante muchos años o esté comenzando una nueva relación, hay algunas cosas esenciales que debe tener en cuenta:

- No puedes cambiar a la otra persona. Nadie tiene el poder de cambiar a su pareja además de él mismo. Puedes expresar tus sentimientos sobre una situación, puedes compartir un comportamiento que te guste o que no te guste, pero no le pidas a la persona que amas que cambie. Puede que lo haga por amor a ti, pero no será sostenible a menos que sea él / ella quien quiera el cambio. Dado que no puede cambiar a su pareja, tal vez debería comenzar a cambiar su propia percepción de la situación.
- Si te sientes víctima y te comportas como tal, es muy probable que tu pareja te lo confirme. En una relación, tu pareja es tu mejor espejo y la persona que más amamos nos hará reaccionar más. Si culpamos al otro y ellos nos culpan a nosotros, la situación terminará en una discusión. La única forma de salir de una relación "víctima-abusadora" o "agresor-agresor" es si uno de los socios de la relación sale del ciclo y comienza a buscar una solución. Solo puede esperar que el otro siga su ejemplo.
- Solo tienes pleno poder sobre tu propio comportamiento y reacción. Sea valiente y conviértase en el primero en encontrar el lado positivo. Ponte en el lugar de tu pareja. Ganar

una discusión puede sentirse bien a corto plazo, pero ¿qué es lo más importante: tener la razón o ser feliz con la persona que amas?
- Sepa quién es usted y ámese a sí mismo. Elija una pareja y quédese con su pareja porque la ama, pero no se convierta en codependiente. No seas la persona que crees que tu pareja quiere que seas, concéntrate en convertirte en ti mismo. Ojalá tu pareja esté contigo porque te ama. Quiere estar contigo porque eres tú, no porque intentes ser otra persona. Sé auténtico. Disfrutarás más y te sorprenderá descubrir que es exactamente lo que quiere de ti.

Recuerde, no necesita depender de su pareja para su bienestar. Te debes a ti mismo estar con alguien por elección propia, no por miedo. Sepa que puede vivir solo. Te mereces una vida grandiosa, con propósito y satisfactoria, y no necesitas a nadie que te haga sentir completo.

Pero, compartir esta vida con alguien es la guinda del pastel, y tienes el poder de elegir esto si quieres.

Tu vida sexual

. . .

No hay evidencia real de que el deseo sexual disminuya en la mediana edad; sin embargo, es importante reconocer que los cambios en los niveles hormonales pueden tener un impacto en el deseo y el placer sexual de una mujer.

Es importante que los cónyuges sean abiertos entre sí sobre los cambios físicos y emocionales en la mediana edad, para trabajar juntos para mantener una vida íntima feliz y saludable.

Si experimenta algunos cambios físicos o dolores, no dude en consultar a un médico. Pero el componente más importante que hará que su relación sexual sea satisfactoria no es hormonal sino emocional.

La mediana edad es una época de cambios, y si se siente infeliz con su vida, es muy probable que su sexualidad no esté en su apogeo. Ser feliz de quién eres, estar orgulloso de lo que está logrando y sentirse deseable aumentará su atractivo y su libido.

13

Mitos sobre la mediana edad

Mito #1: La mediana edad es el punto medio de nuestras vidas:

La mayoría de la gente piensa que la "mediana edad" es el punto entre el nacimiento y la muerte. En realidad, se define como el punto medio entre la vida adulta (21 años) y el final de la vida (que varía de persona a persona). Y a medida que la esperanza de vida avanza, también lo hace el punto medio. Por ejemplo, a principios del siglo XX, cuando la gente vivía, en promedio, hasta los 58 años de edad, se colocaba alrededor de los 30 años. Ahora, como vivimos hasta bien entrada la década de los 80, se considera que está más cerca de los 50 años de edad y se mueve hacia los 60.

. . .

Lo que significa que, en el punto medio de nuestra vida actual, muchos de nosotros tendremos 30, 40 o incluso 50 años por delante.

Mito #2: La mediana edad significa la crisis de la mediana edad:

Los psicólogos freudianos acuñaron por primera vez el término "mediana edad" para describir una fase normal del desarrollo de los adultos, cuando la gente hacía un balance de sí misma y luchaba con preguntas sobre el significado y el propósito. Se creía que, con los ajustes necesarios, las personas podían alcanzar la satisfacción a largo plazo antes de entrar en la última etapa de la vida, llamada "adultez tardía". Fue sólo más tarde que el término comenzó a ser atribuido a aquellos que entraron en pánico mientras navegaban en este rito de paso. El término "crisis de la mediana edad" fue utilizado como base para un sinnúmero de películas y libros: Usado para describir a la gente que actuaba impulsiva y egoístamente, pues temían que la vida les pasara de largo, el prototípico hombre casado de 40 años con hijos, que se escapa con una nueva novia en su coche deportivo rojo, o la anciana ama de casa que compra un nuevo guardarropa y a veces incluso una nueva cara y el tenista local.

. . .

Así que mientras que la "mediana edad" es en realidad una etapa normal de desarrollo, la "crisis de la mediana edad" llegó a ser vista como una crisis patológica. No son lo mismo.

Mito #3: La crisis de la mediana edad es universal:

Cuando a la gente sólo le quedaban una o dos décadas de vida después de la mediana edad, los psicólogos tendían a ver más pacientes que sufrían una "crisis de mediana edad". Pero con tantos años por delante, menos personas sienten tanta urgencia como cuando llegan a los 40 y 50 años. Tenga en cuenta que la "crisis de la mediana edad" también es más común entre aquellos que no están contentos con sus vidas actuales. Las personas insatisfechas tienden a reflexionar y a ver metas no alcanzadas, riesgos no asumidos y listas de espera no cumplidas. La confusión, el aburrimiento y la ira surgen. A menudo existe el deseo de volver a la juventud o de hacer la vida de nuevo antes de que se acabe el tiempo. A veces conduce a reacciones más extremas, incluyendo síntomas de depresión, ansiedad, aumento del consumo de alcohol y drogas, y se busca alivio a través de psicoterapia o medicamentos. Pero, ¿la "crisis de los cuarenta" es universal? En realidad, no.

Muchos llegan a su punto medio, se concentran en vidas bien gastadas y esperan con interés los años venideros.

Mito #4: La crisis de la mediana edad es específica de la edad:

Es engañoso asumir que una "crisis de significado" ocurrirá en un momento particular de la vida. De hecho, la angustia existencial puede ocurrir en cualquier momento. A veces las personas de diferentes edades, por razones variables (por ejemplo, enfermedad grave, fracaso económico, pérdida de un padre o de un cónyuge) reflexionan sobre sus vidas y se preguntan: "¿Qué sigue? Y rara vez es una experiencia tan repentina como la "crisis de la mediana edad" implica. Casi nadie cambia de la noche a la mañana, a la mediana edad o en cualquier momento, aunque a menudo se presenta de esa manera en los medios de comunicación o incluso en las historias que cuentan los amigos o la familia. "¿Escuchaste que Jorge dejó a su familia?" O que, "Regina dejó su trabajo y está viajando por el mundo". El cambio y la angustia en la mediana edad es más a menudo una respuesta emocional a una acumulación de estrés, como un matrimonio infeliz, insatisfacción en el trabajo o problemas financieros. Y eso puede ocurrir a cualquier edad.

Mito #5: Todo va cuesta abajo desde aquí:

Muchos de nosotros anticipamos la mediana edad con miedo, pero los estudios muestran que, de hecho, hay una curva en forma de U cuando se trata de emociones a medida que envejecemos. Las medidas de satisfacción en la vida pueden disminuir a medida que pasamos de los 20 a los 40 y 50 años con el estrés de construir carreras y criar familias, pero tienden a retroceder a medida que avanzamos hacia nuestros últimos años. Al reconocer que la experiencia nos ha enseñado mucho, parece que nos calmamos.

Al pasar por los buenos y malos tiempos, nos damos cuenta de que hemos vencido las probabilidades y que hay más vida para vivir. Mejor aún, nuestras necesidades, deseos, gustos y disgustos emergen como patrones reconocibles para que podamos tomar mejores decisiones en el futuro. Nos volvemos más seguros de nosotros mismos, menos reactivos a las expectativas de los demás y más sensibles a las nuestras. Nuestras vidas externas se vuelven más sincronizadas con nuestras creencias internas. Así que, podemos ir cuesta abajo por un tiempo, pero en realidad volvemos a subir a medida que envejecemos.

. . .

Mito #6: Anhelamos ser jóvenes de nuevo:

En realidad, a medida que damos la vuelta a la esquina de la mediana edad y reconocemos la importancia de aprovechar al máximo el tiempo que nos queda, muchos de nosotros comenzamos a saborear el aquí y ahora más que nunca. No sólo dejamos de mirar al espejo retrovisor tan a menudo, sino que también sentimos menos presión para oprimir del acelerador. Ya no estamos tan enfocados en subir escaleras profesionales o sociales. Salimos de las carreras que no queremos correr y empezamos a sentirnos orgullosos de los logros que ya hemos alcanzado. Podemos seguir buscando diversión y aventura, pero cuando lo hacemos, nos tomamos más tiempo para escuchar, saborear, oler y disfrutar del placer que nos brindan estas experiencias. En lugar de centrarnos en el ayer, o en el mañana, a menudo nos centramos en el hoy.

Mito #7: Nos convertimos en viejos gruñones:

Los estados de ánimo pueden aumentar a medida que cambian las hormonas, pero la irritabilidad y el mal humor son más frecuentes en aquellos cuyas vidas son insatisfactorias.

. . .

Estudios recientes muestran que a medida que envejecemos, crecemos para tener expectativas cada vez más realistas, de modo que anhelamos menos lo que no tenemos y estamos más satisfechos con lo que hacemos. Después de años de prueba y error, la mayoría de las personas de mediana edad reconocen que la gratificación inmediata viene a expensas de la satisfacción a largo plazo, así que comenzamos a valorar la estabilidad y la resistencia por encima de la impulsividad y la auto indulgencia. Algunos se dan cuenta de que la lealtad en las relaciones es más importante que experimentar con otras nuevas. Las relaciones a largo plazo con compañeros, jefes, colegas y amigos se consideran logros gratificantes, aunque no siempre satisfacen nuestras expectativas inmediatas. A medida que aceptamos nuestras propias limitaciones, así como las de los demás, las cosas que una vez nos hicieron impredeciblemente malhumorados dan paso a un sentido más profundo y consistente de gratificación.

Mito # 8: El envejecimiento conduce a la soledad:

Sorprendentemente, mientras que la mayoría de nosotros tememos aumentar el aislamiento en la mediana edad, llegar a esta etapa a menudo impulsa a la gente a alcanzar y conectar (o reconectar) con amigos y familiares. ¿El resultado?

Hay potencial para menos soledad de lo que se esperaba. Incluso si esos lazos han sido, hasta ahora, emocionalmente complicados, a menudo somos más indulgentes en este punto y aceptamos que todo el mundo tiene defectos. Estamos más dispuestos a superar los rencores familiares, especialmente con nuestros hijos adultos y padres ancianos. En la mediana edad, nuestros hijos tienden a ser lo suficientemente mayores para apreciar que hicimos lo mejor que pudimos y somos lo suficientemente maduros para reconocer los esfuerzos realizados por nuestros propios padres.

Los viejos amigos, vecinos, compañeros de escuela a menudo son más valorados a medida que nos damos cuenta de que tenemos una historia compartida. En el pasado, puede que hayamos evitado las reuniones universitarias o el regreso a viejos vecindarios, pero ahora estos eventos se convierten en fuentes de nostalgia. A medida que nuestros padres mueren y nuestros hijos avanzan, las amistades pueden comenzar a llenar el nido de la manera en que lo hacía nuestra familia. Con mayor libertad para relajarse, y menos interferencias de las demandas de los niños y el trabajo, podemos disfrutar más de estas relaciones.

. . .

Mito #9: Ser soltero en la mediana edad es horrible:

Algunas personas temen la idea de estar separados, divorciados, viudos o nunca casados para cuando lleguemos a la mediana edad. Sin embargo, una vez allí, muchos reportan que hay cosas positivas al estar soltero. A veces reconocemos que los matrimonios que envidiamos no son, de hecho, muy satisfactorios y las familias que idealizamos están más desconectadas de lo que pensábamos. Para aquellos de nosotros que estamos en relaciones gravemente disfuncionales, podemos finalmente tener el coraje de extraernos a nosotros mismos y disfrutar de las nuevas libertades encontradas. Empezamos a conectar con otros que comparten circunstancias similares, viéndolos con admiración en lugar de simpatía. Dejamos de luchar con nosotros mismos y, en cambio, encontramos batallas más importantes que librar, a veces uniéndonos a otros en causas que tienen un significado más amplio. Y aunque los que están en la mediana edad todavía les importa ser físicamente atractivos para los demás, aprendemos a poner más énfasis en otros aspectos de nuestras identidades para alimentar nuestra autoestima. Nos damos cuenta de que la belleza, el amor y la felicidad se basan en normas que podemos establecer para nosotros mismos, en lugar de los "ideales" establecidas por otros.

. . .

Y a veces eso significa disfrutar de estar por nuestra cuenta en la mediana edad.

Mito #10: Nos volvemos de mente cerrada en la mediana edad:

Los estudios demuestran que la experiencia que se ha ganado durante la vida en realidad abre los ojos de las personas en lugar de cerrarlos. Incluso los anunciantes, que durante mucho tiempo han creído que el marketing para los "De mediana edad de mente cerrada" era un desperdicio de dinero, ahora ven a nuestro grupo demográfico como su público objetivo. No sólo somos millones, a menudo con más ingresos disponibles que los de los consumidores de 20 y 30 años, sino que estamos ansiosos por encontrar nuevas formas de sentirnos vitales a medida que envejecemos. Cuando éramos más jóvenes, teníamos poco por medio de la comparación, viéndonos a nosotros mismos, principalmente a través de la lente estrecha de nuestros miembros de familia, pares, vecinos y compañeros de trabajo. Ahora, mirando hacia atrás, nos damos cuenta de lo poco que sabíamos y lo limitada que había sido nuestra pequeña y circunscrita vida.

. . .

A medida que acumulamos años de experiencias cada vez más amplias, nos abrimos a nuevas perspectivas, comprendiendo nuestro lugar en la historia y dónde encajamos en el mundo más amplio. Este contexto puede proporcionar un mayor sentido de significado y propósito en nuestras vidas. Nos volvemos más sabios y reflexivos sobre nuestras elecciones, pero también estamos abiertos al cambio.

Conclusión

Ya sea que usted sea esposo, esposa, padre, madre, hijo, hija, empleador, empleado, ama de casa, carnicero, panadero, fabricante de candelabros, votante, contribuyente, contribuyente, inquilino, dueño de la casa o se identifique como cualquier otra cosa, espero que haya encontrado el valor de este libro que se aplica directamente a usted.

Todos experimentamos la mediana edad de diferentes maneras, pero una cosa sigue siendo la misma para todos: trae cambios. La forma en que nos preparemos y manejemos el cambio depende de nosotros como individuos, y todos tenemos más poder del que a menudo nos damos crédito.

Ahora ha aprendido qué es la mediana edad, de qué se deriva una crisis de la mediana edad, los signos, los síntomas y cómo lidiar con todo esto. Usted sabe que las crisis de la mediana edad son más comunes en los hombres, pero que tanto hombres como mujeres luchan por la búsqueda de la identidad en la mediana edad. Este conocimiento le ayudará a identificar señales de advertencia en usted mismo, sus amigos y seres queridos, e incluso en sus conocidos. Reconocer estos signos temprano le ayudará a prevenir una crisis y convertirla en evolución. Si detecta los signos después de que la crisis ha comenzado a formarse, su conocimiento podrá ayudarlo en el proceso de curación.

Ahora está informado sobre los signos, síntomas y causas de las adicciones, el alcoholismo y los estados depresivos.

No es su responsabilidad conducirse por sí mismo, o por los demás, a través de sus momentos difíciles, pero al recordar vivir una vez más como comunidades, la vida se vuelve más fácil colectivamente. Ser fuerte no significa actuar solo, significa ser vulnerable y pedir ayuda. No hay una 'Y' en un equipo, así que forme un equipo de seres queridos y profesionales que respaldarán su evolución.

Ahora comprenderá los beneficios y se sentirá apoyado en su decisión de fortalecer sus relaciones antes de darse por vencido. Nunca se rinda, tome decisiones informadas y asegúrese de comunicarse siempre con las personas más cercanas a usted.

Usted no está solo; todos ustedes están pasando por la vida juntos. Los cambios ocurren a nuestro alrededor, y ahora sabes que el ciclo de cambio comienza con dejar ir.

Y ahora tienes el conocimiento de este libro no solo al alcance de tu mano, sino también dentro de ti. Deje que eso le quite el apetito por aprender más y asegúrese de aprender siempre. Ya sea una nueva receta, una nueva pose de yoga, un nuevo nudo de navegación o un nuevo idioma, esfuércese por aprender algo nuevo todos los días. Esto mantendrá su vida emocionante y lo ayudará a continuar creciendo hasta convertirse en la mejor versión de sí mismo que puede ser.

Para cerrar, he incluido 4 puntos más en los que creo que te ayudarán a dar forma a tu transición a la mediana edad y hacer del próximo capítulo de tu vida el mejor capítulo hasta ahora.

Siga lo que siempre ha soñado.

Es importante que cualquiera encuentre un propósito, un sentido de pertenencia y dirección. La mayoría de las veces, trabajamos para obtener un ingreso, pero algo que la mayoría de la gente anhela es una carrera o una pasión feliz.

Esto no siempre significa un trabajo que genera mucho dinero o algo de dinero, sino un "trabajo" que estaría dispuesto a hacer de forma gratuita si no tuviera que pagar las facturas. Preste atención a su llamado, algo que haces, sabiendo que eso es lo que debes hacer.

Para tener una carrera o una pasión feliz, debes sentir que estás utilizando todo tu potencial. Ya sea que sus habilidades se centren en la creatividad, el trabajo con personas, el uso de herramientas o la búsqueda de información, es fundamental que reconozca sus talentos para poder utilizarlos.

El siguiente paso es aplicar esas habilidades a algo que te apasione. Pregúntese si el trabajo o pasatiempo que está considerando es algo que aún disfrutará en diez años.

Una vez que haya identificado su potencial y pasión, trabaje duro e inteligente para que lo que ofrece sea único y valioso. Dado que está haciendo algo que le apasiona, es muy probable que no le importen las horas extra.

Elija lo que elija, se convertirá en una de las facetas del diamante de tu vida. Tómese el tiempo para elegir con cuidado. Puede que tenga que ceder, pero preste atención a sus valores. Si su principal valor es pasar tiempo con sus amigos y familiares, es posible que elegir un trabajo o una pasión que requiera mucho tiempo no sea la mejor idea.

Si disfruta de la conexión con los demás, no se concentre en cosas que lo aislarán detrás de su computadora.

Puede que necesites o no los ingresos, así que tómate el tiempo para reflexionar sobre cómo realmente quieres pasar tus días. No hay mejor momento que el presente para escuchar tu corazón y seguir tu sueño con atención, y puedes llevar a tus seres queridos a dar un paseo.

Viva con éxito.

Hay muchas definiciones de éxito; el dinero es solo uno de ellos. Tener éxito no debe medirse simplemente por cuánto tiene en su cuenta bancaria cada mes (aunque siempre debe vivir dentro de sus posibilidades). Cuando el éxito se mide en múltiples áreas de la vida, se vuelven más felices, saludables y de mente más sana.

Es importante concentrarse en los que "tienen" en su vida, en lugar de los "que no tienen", y practicar la gratitud todos los días. El psicólogo alemán, profesor en la Universidad de Harvard lo dice mejor, "cambia la forma en que miras las cosas y las cosas que miras cambiarán".

Vivir con éxito depende de usted y de su estado de ánimo. Incluso las personas más ricas pueden fracasar si no practican la gratitud o si no se toman el tiempo para disfrutar de lo que han logrado.

¿Cuál es su definición de éxito en el trabajo? ¿En casa? ¿Qué quiere experimentar y sentir que le permita saber que tiene éxito en sus propios términos?

Sea financieramente inteligente.

Si aún no está practicando las artes de presupuestar, ahorrar y vivir dentro de sus posibilidades, no es demasiado tarde para comenzar, y no recomiendo esperar más.

La economía puede cambiar en un abrir y cerrar de ojos, e incluso si usted es dueño de su propia casa, podría terminar pagando una hipoteca sin retorno de su inversión.

Le animo a que aprenda más sobre cómo administrar sus finanzas, ya que esto le ayudará a traer paz a través de su transición y evolución a la mediana edad. Hay un sinfín de materiales gratuitos y económicos en línea y en las librerías, así que asegúrese de no pagar mucho dinero para aprender sobre este tema.

Algunos consejos y recordatorios rápidos: nunca debe endeudarse con la tarjeta de crédito para ir de compras.

A principios de mes, ocúpese de lo que tiene que pagar primero, ahorre dinero y permítase algo de 'dinero divertido' en lugar de usar el dinero divertido primero.

Y diviértase construyendo su presupuesto, es una oportunidad para ser creativo.

Cuide su yo físico.

Siéntase orgulloso de quién es y de lo que ha logrado en su vida hasta ahora. Cuando tienes un diálogo interno positivo y una imagen de ti mismo, se nota de adentro hacia afuera. Todos conocemos el dicho, la belleza viene de adentro y todos lo hemos visto en los demás. Aquellos que tienen confianza tienden a exudar su belleza. Pero no lo olvides, la belleza también se puede mostrar al exterior a través del amor y el cuidado de tu imagen.

No hay necesidad de exagerar, no se deje engañar pensando que la belleza externa forjó la belleza interna: van de la mano. Acepte su edad y abrace su belleza natural. Haga ejercicio con regularidad, tome decisiones saludables cuando coma y beba (eso no quiere decir que no pueda darse un capricho de vez en cuando) y programe días de mimos de vez en cuando para cortes de cabello, masajes, a usted mismo primero, y luego podrás amar y cuidar a los demás por completo.

Ahora olvídate de intentar responder a la pregunta "¿cómo me ven los demás?" y concéntrate en responder "¿quién soy yo para mí?" Te lo debes a ti mismo.

www.ingramcontent.com/pod-product-compliance
Lightning Source LLC
LaVergne TN
LVHW021719060526
838200LV00050B/2752